# LA TRAUMATOLOGIE DU SPORT

**J. RODINEAU - G. SAILLANT - J.-B. COURROY**
**G. DAUBINET - J. de LECLUSE - F. SABOURIN**

Centre Hospitalier Universitaire
Pitié - Salpêtrière

# Sommaire

CHAPITRE 1

**L'épaule traumatique**

Évaluation clinique . . . . . . . . . . . . . . . . . . . . . . . . . . . . . . . . . . . 5

Fractures de la clavicule . . . . . . . . . . . . . . . . . . . . . . . . . . . . . . 12

Luxations acromio-claviculaires . . . . . . . . . . . . . . . . . . . . . . . 14

Fractures du trochiter . . . . . . . . . . . . . . . . . . . . . . . . . . . . . . . . 17

Luxations récentes de l'épaule . . . . . . . . . . . . . . . . . . . . . . . . 24

Luxations récidivantes de l'épaule . . . . . . . . . . . . . . . . . . . . . 28

CHAPITRE 2

**L'épaule douloureuse**

Évaluation clinique . . . . . . . . . . . . . . . . . . . . . . . . . . . . . . . . . . 33

Examens complémentaires . . . . . . . . . . . . . . . . . . . . . . . . . . . . 38

Épaules douloureuses et instables . . . . . . . . . . . . . . . . . . . . . 42

Pathologie du défilé sous-acromial . . . . . . . . . . . . . . . . . . . . . 51

Atteintes neurologiques microtraumatiques . . . . . . . . . . . . . . . 57

Arthropathie acromio-claviculaire . . . . . . . . . . . . . . . . . . . . . . 62

# Introduction

Au cours de la pratique sportive, l'épaule est le site privilégié de traumatismes variés et nombreux.

Les uns, uniques et violents, ont un début brutal et imposent l'arrêt de toute activité sportive pendant un temps plus ou moins prolongé. Les autres sont consécutifs à des gestes effectués aux limites des amplitudes articulaires et répétés un très grand nombre de fois. Leur début est insidieux le plus souvent et autorise la poursuite des activités sportives jusqu'au moment où les douleurs et la gêne fonctionnelle deviennent trop marquées.

**En traumatologie du sport,** les traumatismes violents sont consécutifs à des chocs directs sur le moignon de l'épaule ou à des mécanismes induits lors de chutes sur le coude ou sur la main. Il en résulte des lésions variées : fractures de la clavicule, entorses et luxations acromio- et sterno-claviculaires, luxations de l'épaule. Leur fréquence est grande dans les sports comme le cyclisme, le ski, l'équitation, le rugby, les sports de combat. A l'inverse, les fractures de l'extrémité supérieure de l'humérus sont plus rares au cours des activités sportives. Seule, la fracture du trochiter, isolée ou associée à une luxation d'épaule, voit sa fréquence augmenter régulièrement avec le développement de la pratique du ski dont elle constitue l'apanage presque exclusif.

Le diagnostic de ces différentes lésions est aisé dans la plupart des cas. Évoqué sur les données de l'interrogatoire et de l'examen clinique, il est affirmé par le bilan radiographique.

Après les soins d'urgence, le traitement est simple, basé sur l'immobilisation complète ou relative, pendant un temps plus ou moins prolongé.

**Les microtraumatismes de l'épaule** ont un début insidieux et l'identification de la structure qui souffre n'est pas toujours aisée au stade initial. Il est pourtant fondamental d'apprendre à faire la distinction entre une pathologie du défilé sous-acromial, une lésion du bourrelet glénoïdien, une lésion neurologique microtraumatique ou une arthropathie acromio-claviculaire.

Seuls un interrogatoire minutieux et un examen clinique très attentif permettent d'individualiser ces différents tableaux qui témoignent du dépassement des capacités de résistance des tissus dans des sports qui sollicitent l'épaule dans les amplitudes extrêmes au cours de mouvements effectués à une très grande vitesse : tennis, volley-ball, lancés, etc.

La pathologie du défilé sous-acromial est liée à un conflit mécanique entre, d'une part, la bourse sous-acromio-deltoïdienne et les tendons du sus-épineux et ou du long biceps et, d'autre part, la voûte acromiale formée par l'acromion en arrière et le ligament acromio-coracoïdien en avant.

Les lésions du bourrelet et du rebord glénoïdien existent en dehors de tout traumatisme lorsque l'épaule est sollicitée avec violence dans des amplitudes extrêmes.

La pathologie neurologique microtraumatique concerne deux troncs nerveux : le nerf du grand dentelé et le nerf sus-scapulaire. L'atteinte est due à un étirement du nerf et se manifeste par des douleurs et une gêne fonctionnelle plus ou moins marquées.

L'arthropathie acromio-claviculaire est le témoin d'un surmenage de l'articulation sollicitée dans les mouvements d'élévation et surtout d'adduction croisée. L'atteinte concerne le côté dominant et se caractérise par des douleurs cervico-trapéziennes, aggravées par la pratique sportive.

# L'ÉPAULE TRAUMATIQUE
# Évaluation clinique

Le bilan clinique comporte un interrogatoire méthodique et un examen rigoureux. L'interrogatoire précise le mécanisme traumatique, la localisation et l'importance des douleurs, le degré de gêne fonctionnelle. L'examen clinique comprend l'inspection, l'étude de la mobilité active, passive, contrariée et de la stabilité de l'épaule, la palpation minutieuse de tous les élements anatomiques.

## Les données de l'interrogatoire

### Le mécanisme traumatique

Au niveau de la ceinture scapulaire, en traumatologie du sport, les mécanismes traumatiques sont nombreux mais se résument à deux possibilités : un impact sur le moignon de l'épaule ou une chute sur le coude ou le talon de la main.

#### L'impact direct sur l'épaule

Un choc direct au niveau de la clavicule peut entraîner une fracture.

Une chute sur l'épaule avec force descendante qui agit sur l'acromion entraîne une atteinte de l'articulation acromio-claviculaire, pouvant aller de l'entorse bénigne à la luxation complète.

Une chute sur le moignon de l'épaule risque de provoquer des lésions variées : fracture de la clavicule ou de l'omoplate, fracture de l'extrémité supérieure de l'humérus, etc.

Un choc direct sur la face externe de l'épaule peut entraîner une atteinte de l'articulation sterno-claviculaire.

#### La chute sur le coude ou sur le talon de la main

Elle peut entraîner une fracture de la clavicule par exagération des courbures, mais provoquer avant tout une luxation gléno-humérale antéro-interne ou une fracture de l'extrémité supérieure de l'humérus. La luxation de l'épaule survient lorsque l'épaule est en abduction, rétropulsion et rotation externe. Elle se rencontre surtout chez l'adulte jeune. Les fractures de l'extrémité supérieure de l'humérus se présentent sous différents aspects en fonction de l'importance du traumatisme, de l'âge du sujet et des positions respectives du bras et du tronc lors de la chute.

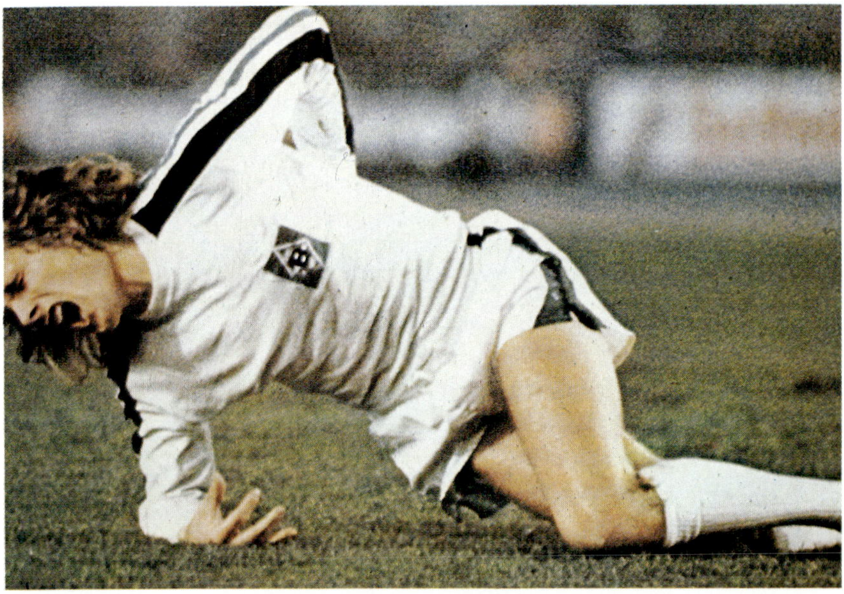

*Une chute sur le coude peut provoquer une fracture de la clavicule par exagération des courbures.*

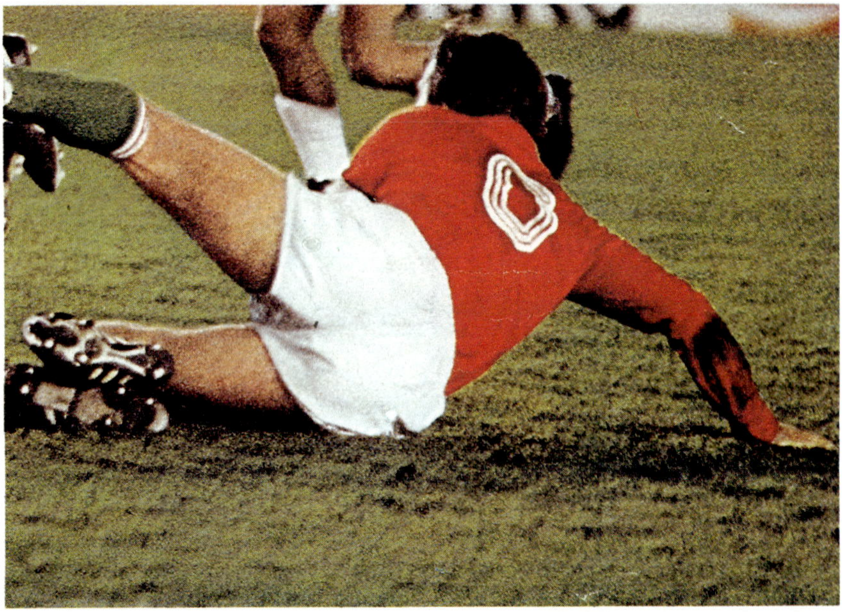

*Une chute sur la main peut entraîner une luxation antéro-interne de l'épaule.*

## Les douleurs et la gêne fonctionnelle

Dans les fractures de la clavicule, la douleur siège à la face antérieure de l'épaule. Elle est vive et parfois intense mais l'impotence fonctionnelle est plus ou moins marquée.

Dans les entorses et luxations acromio-claviculaires, les signes fonctionnels sont très variables en fonction de l'importance des lésions. Dans les entorses, la douleur est très localisée et la gêne fonctionnelle réduite. Dans les subluxations et les luxations, les douleurs sont intenses et irradient dans le trapèze supérieur et le cou, l'impotence fonctionnelle est très nette.

Dans les entorses et les luxations sterno-claviculaires, la douleur est souvent modérée, localisée à l'extrémité interne de la clavicule. La gêne fonctionnelle est réduite.

Dans les fractures de l'omoplate, la douleur et la gêne fonctionnelle sont très variables en fonction de la localisation. Dans les fractures du col sans déplacement, les signes fonctionnels sont souvent réduits. En revanche, les fractures de la glène sont responsables de douleurs vives et d'une impotence absolue. Dans les fractures du corps, la douleur est localisée et la mobilité du bras est peu entravée.

Dans les traumatismes de l'articulation gléno-humérale, fractures ou luxations, les douleurs siègent au niveau de la face antérieure de l'épaule et irradient à la face externe du bras et de l'avant-bras. Elles sont souvent importantes, sauf dans les fractures engrenées du col chirurgical où le tableau est parfois trompeur. Dans les luxations postérieures de l'épaule, les douleurs et l'impotence fonctionnelle peuvent être modérées et seule l'attitude du blessé, bras collé au corps, en rotation interne, fait évoquer le diagnostic.

# L'examen clinique

## L'inspection

Le blessé est examiné en position debout.

**De face :** l'attitude classique des traumatisés du membre supérieur est souvent retrouvée. Elle se compose de trois éléments : la tête est inclinée du côté traumatisé ; le bras est en rotation interne, collé au corps ; l'avant-bras est soutenu par la main du côté opposé.

Dans tous les cas, il faut rechercher une anomalie facilement visible : déformation de la clavicule, tuméfaction d'une des deux extrémités de la clavicule, saillie de la tête humérale, etc.

Une fracture déplacée au tiers moyen de la clavicule se traduit initialement par une saillie du fragment interne. Plus tardivement, un gonflement localisé et une ecchymose apparaissent.

Un empâtement localisé au niveau de l'acromio-claviculaire fait penser à une entorse ou à une subluxation, mais ne doit pas faire oublier la fracture du quart externe de la clavicule. Une saillie importante de l'extrémité externe de la clavicule correspond à une rupture des ligaments trapézoïde et conoïde, témoin d'une véritable luxation.

Un empâtement de l'épaule fait évoquer une fracture de l'extrémité supérieure de l'humérus. L'ecchymose est tardive mais peut s'étaler à distance. Dans les fractures du trochiter, il n'y a généralement ni déformation ni gonflement mais une ecchymose peut apparaître dans la région deltoïdienne.

Une déformation de l'épaule avec signe de l'épaulette et bras en abduction et rotation externe modérées traduit une luxation antéro-interne de l'épaule. L'ecchymose est souvent retardée, voire absente. Une déformation du même type est rencontrée dans les fractures du col de l'omoplate.

**De dos :** Une saillie de l'acromio-claviculaire traduit une luxation complète de cette articulation.

Un gonflement de la face postérieure fait suspecter une fracture du corps de l'omoplate.

Une bascule de l'omoplate avec écartement du bord spinal de la ligne des épineuses, évoque une fracture déplacée du tiers moyen de la clavicule.

## Étude de la mobilité

Elle est faite en actif, en passif et contre résistance.

**La mobilité active** comporte l'exploration systématique des mouvements d'élévation antérieure et latérale, de rétropulsion, de rotation externe et interne. Elle est complétée par l'étude des mouvements de la ceinture scapulaire : haussement des épaules, anté et rétropulsion du moignon.

Dans de nombreux traumatismes de l'épaule, la mobilité active est limitée et douloureuse. Certaines particularités sont intéressantes à souligner :

- une impotence fonctionnelle moyenne fait penser à une fracture de la glène ou de la tête humérale,
- une difficulté dans l'élévation latérale évoque une subluxation ou une luxation acromio-claviculaire,

- une impossibilité de freinage à la descente du bras se voit dans les lésions de la coiffe,
- une douleur vive au niveau de la coracoïde lors du passage du bras à l'horizontale évoque une fracture de l'acromion,
- une simple difficulté à l'antépulsion fait penser à une fracture de la coracoïde.

**La mobilité passive** comporte l'étude de quatre mouvements : élévation antérieure, abduction omoplate bloquée, rotation externe et rétropulsion - rotation interne.
Dans les traumatismes acromio-claviculaires, toute tentative de mobilisation de l'épaule au-dessus de l'horizontale réveille des douleurs intenses. L'élévation antérieure, et surtout l'adduction horizontale, sont particulièrement douloureuses. En revanche, lorsque la clavicule et l'omoplate sont maintenues, la mobilisation du bras est possible sans douleur.

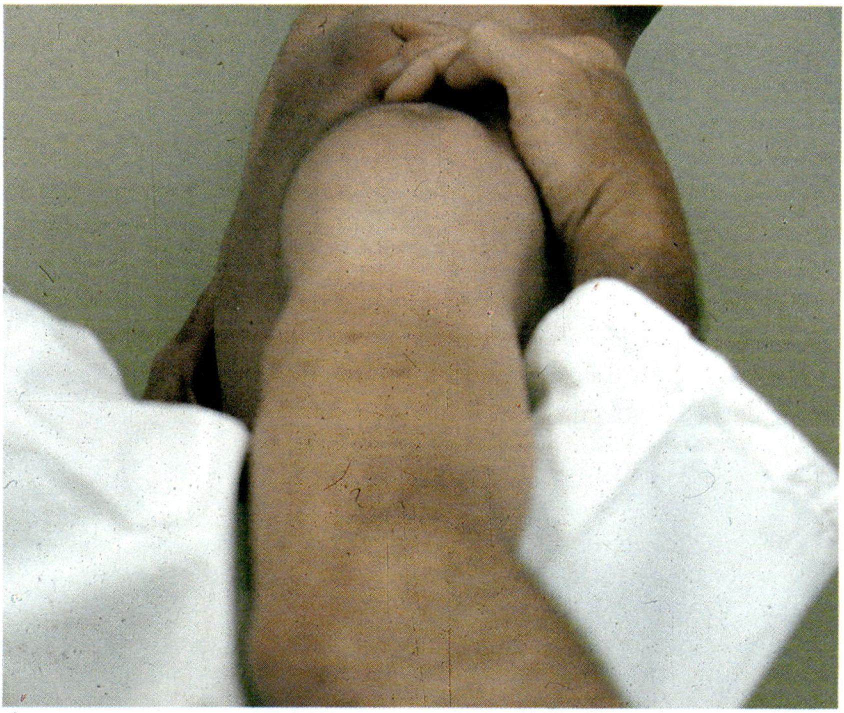

*Étude de la mobilité passive en abduction omoplate bloquée : d'une main l'examinateur immobilise la pointe de l'omoplate. Avec son avant-bras il amène progressivement l'épaule du patient en abduction à 90 °C.*

Dans les lésions sterno-claviculaires, la mobilisation du membre supérieure est possible mais douloureuse.
Dans les fractures de la clavicule, les douleurs n'apparaissent qu'à partir de 60 à 70° d'élévation du bras. La rotation externe, coude au corps, est indolore.
Dans les fractures du col de l'omoplate, la mobilisation de l'épaule est douloureuse, mais reste possible. La déformation de l'articulation peut disparaître lorsque l'on soulève passivement le bras en empaumant le coude. Dans les fractures du corps, l'immobilisation de l'angle inférieur de l'omoplate peut entraîner une disparition des douleurs provoquées par la mobilisation du bras.

Dans les luxations antéro-internes de l'épaule, le bras est en abduction et en rotation externe modérée et il est impossible de ramener le coude au corps. La limitation de la rotation externe de l'épaule signe une luxation postérieure.

Dans les fractures de l'extrémité supérieure de l'humérus, la mobilisation passive, prudente et lente, est souvent possible et le tableau est alors trompeur. Dans les fractures du trochiter, la mobilité en élévation antérieure ou latérale est souvent limitée.

**La mobilité contrariée** n'est recherchée que dans des circonstances cliniques particulières : signes fonctionnels discrets, absence de déformation, mobilisation active possible, etc. Elle porte sur les mouvements d'abduction et d'adduction, de rotation interne et externe de l'épaule, de flexion et d'extension du coude. Une douleur vive à la flexion-supination contrariée doit faire évoquer une fracture de la coracoïde. Dans les fractures du trochiter, la rotation externe et, à un degré moindre, l'abduction sont douloureuses et déficitaires. Il en est de même dans les ruptures traumatiques de la coiffe.

## Étude de la stabilité

Elle concerne les articulations acromio-claviculaire, sterno-claviculaire et scapulo-humérale.

**Au niveau de l'acromio-claviculaire** la stabilité doit être appréciée de haut en bas (touche de piano) et d'avant en arrière (tiroir claviculaire).

Si les ligaments coraco-claviculaires sont modérément atteints, on observe une touche de piano et un tiroir antéro-postérieur modéré. La déformation se réduit en abduction à 90°. En cas de rupture des ligaments coraco-claviculaires et de la sangle trapézo-deltoïdienne, la saillie de la clavicule est évidente et le tiroir claviculaire important. La déformation persiste en abduction.

**Au niveau de la sterno-claviculaire,** la stabilité est difficile à apprécier dans les suites rapprochées d'un traumatisme.

**Au niveau de la gléno-humérale,** la stabilité peut être testée au cours de deux manœuvres : la rétropulsion horizontale associée à la rotation externe avec poussée sur la tête humérale, et la mobilité passive de la tête humérale par rapport à la glène, recherchée sur le sujet penché en avant. Elle est difficile à apprécier dans les suites rapprochées d'un traumatisme.

## La palpation

En pratique, on peut se trouver devant des situations très différentes : une position anormale du bras ou de la tête humérale, une épaule augmentée de volume, une déformation modérée de la ceinture scapulaire, une épaule d'apparence normale.

Lorsque l'épaule est en attitude vicieuse ou très empâtée, la palpation est conduite avec beaucoup de douceur pour préciser la position de la tête humérale et la localisation des points douloureux. Elle est utile pour guider le bilan radiographique.

Dans le cas contraire, on palpe avec soin les articulations acromio- et sterno-claviculaires et la clavicule sur toute sa longueur. La palpation de la tête humérale est effectuée par voie antérieure, postérieure et axillaire. Le trochiter est palpé en position de dégagement, main dans le dos. La coracoïde est palpée au niveau du sillon delto-pectoral. La palette acromiale est palpée sur toute sa surface.

# Fractures de la clavicule

Les fractures de la clavicule sont fréquentes et banales dans la pratique de nombreux sports. Leur bénignité est aussi grande que leur fréquence. La seule complication reste, à distance, le cal un peu hypertrophique et inesthétique.

## Mécanismes

Les fractures de la clavicule sont dues à un mécanisme direct avec impact au niveau de l'os ou, le plus souvent, à un mécanisme indirect par chute sur le moignon de l'épaule.

## Signes cliniques

Le diagnostic est évident. Le sujet a ressenti un craquement et une douleur importante au niveau de la clavicule. Il se plaint d'une impotence fonctionnelle de l'épaule. La douleur qui persiste est d'intensité variable.

L'inspection montre un empâtement sus-claviculaire et une ecchymose de la région claviculaire et si le sujet est vu tôt, on peut retrouver parfois une saillie du segment interne sous la peau.

La palpation retrouve un point exquis ou une région douloureuse au niveau du tiers moyen de la clavicule. La mobilité de l'épaule est normale ou subnormale.

Il ne faut pas omettre de rechercher des complications qui restent exceptionnelles : lésion de l'artère axillaire, lésion du plexus brachial, érosion cutanée superficielle.

## Examens complémentaires

La radiographie confirme le diagnostic clinique et montre le **trait** qui est oblique en bas en dedans et en arrière et le **déplacement :** le fragment interne est attiré en haut et chevauche le fragment externe qui est abaissé.

## Traitement

Il est essentiellement orthopédique, ce qui ne veut pas dire qu'il s'agit d'un abandon complet de la fracture.

Le traitement orthopédique comprend une réduction et une contention. Dans un premier temps la fracture est réduite sans anesthésie, en faisant réaliser un mouvement d'abduction et de rétropulsion progressive de l'épaule lésée, pour permettre la diminution du chevauchement des deux fragments. La réduction est rarement absolument anatomique et un petit chevauchement est tout à fait tolérable. Il faut ensuite réaliser la contention par des anneaux plâtrés en huit ou à l'aide d'un boléro plâtré : du coton est mis en regard du foyer de fracture puis des bandes plâtrées sont déroulées dans le sens de la réduction de bas en haut et d'avant en arrière, dégageant bien la partie inférieure de l'omoplate. On obtient ainsi un croisement des bandes en arrière, le croisement antérieur n'étant pas indispensable. Cette immobilisation plâtrée doit être gardée un mois et elle est dans tous les cas préférable aux « immobilisations » par simple anneau de jersey ou élastoplast qui ne sont qu'un simulacre d'immobilisation.

Quant au traitement chirurgical, il est d'indication exceptionnelle, en particulier chez le sportif. Il reste utilisé dans certains cas :
- fractures ouvertes,
- fractures avec troisième fragment intermédiaire pouvant menacer la peau et faire craindre une ouverture secondaire.

Le traitement chirurgical se fait à l'aide de broches ou d'une ostéosynthèse par plaque.

## Évolution

Elle est très favorable. Les complications tardives ne sont pas tant la pseudarthrose, qui est essentiellement l'apanage du traitement chirurgical, que les cals inesthétiques par hypertrophie ou par absence de réduction.

## Formes cliniques

Les **fractures du tiers interne de la clavicule** entraînent un hématome dans la gaine du sterno-cléido-mastoïdien pouvant être responsable d'une attitude immédiate de torticolis.

Les **fractures du quart externe** qui entrent dans le cadre des luxations acromio-claviculaires.

Les **fractures de l'enfant** sont très fréquentes, le plus souvent en bois vert ou sous-périostées et ne nécessitent le plus souvent aucune immobilisation si ce n'est un élastoplast apposé, pendant quelques jours, au niveau de la fracture dans un but antalgique.

# Luxations acromio-claviculaires

## Diagnostic

Il est le plus souvent aisé sur :

- l'existence d'une douleur exquise au niveau de l'articulation acromio-claviculaire ;
- la présence d'une tuméfaction locale ;
- la difficulté, voire l'impossibilité pour le blessé d'effectuer une abduction active ;
- parfois la présence d'une touche de piano.

**Sur le plan anatomo-pathologique** on distingue trois stades :

- Stade I : c'est l'entorse acromio-claviculaire avec simple distension ligamentaire.
- Stade II : c'est la subluxation acromio-claviculaire caractérisée par la déchirure de la capsule et la rupture des ligaments acromio-claviculaires, mais avec intégrité des ligaments conoïde et trapézoïde.
- Stade III : c'est la luxation avec rupture des ligaments acromio et coraco-claviculaires, rendant la clavicule instable.

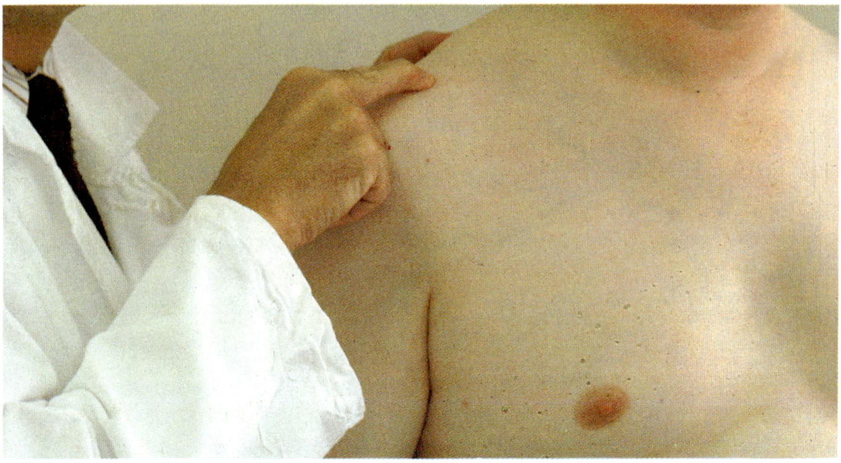

*Étude de la stabilité de l'articulation acromio-claviculaire : recherche d'une touche de piano.*

## Traitement

Il est fonction de la gravité des lésions :

- **Au stade I,** une simple bande adhésive, conservée pendant huit à dix jours, suffit généralement. Parfois cependant, en cas de douleurs persistantes, il est nécessaire de compléter ce traitement initial par la prescription d'anti-inflammatoires non stéroïdiens per os pendant quelques jours ou par une ou deux infiltrations locales de corticoïdes.
- **Le stade II,** nécessite une immobilisation de trois semaines à l'aide d'un strapping ou d'un bandage adhésif en sautoir que l'on met en place après avoir pris soin de protéger les saillies olécrânienne et claviculaire externe par deux petites plaques de feutre. Le bandage comporte plusieurs tours s'appuyant en bas sur la face inférieure du coude et de l'avant-bras et en haut sur l'extrémité externe de la clavicule.

Ces méthodes connaissent plusieurs inconvénients :

- le bandage a tendance à se détendre. Il faut le réajuster fréquemment et le renforcer par des tours supplémentaires ;
- la tolérance cutanée à ces bandes adhésives est loin d'être bonne, même après avoir pris soin d'enduire la peau de teinture de benjoin ;
- à l'ablation de l'appareil, à la fin de la troisième semaine, la déformation peut fort bien persister et on peut même dire que c'est le cas habituel ;
- la mobilisation précoce de la scapulo-humérale est, avec ce type de bandage, très difficile à réaliser et ceci peut conduire à une limitation ultérieure des mouvements.

Elles sont avantageusement remplacées par le harnais en polysar, dérivé de l'attelle de Kenny Howard qui comporte une pièce antibrachiale et une pièce acromio-claviculaire réunies entre elles par un faisceau de courroies inextensibles. La réduction de la subluxation est assurée par le poids du membre supérieur.

- **Au stade III :** deux types de traitement sont possibles : un traitement orthopédique ou un traitement chirurgical. Dans l'un comme dans l'autre cas, de très nombreuses techniques ont été proposées, mais à l'heure actuelle il apparaît qu'aux procédés purement orthopédiques, tels les appareils à ressort, les appareils à point d'appui antibrachial, les appareils à point d'appui claviculaire, les appareils plâtrés, etc., on ait de plus en plus tendance à substituer, comme dans toute atteinte ligamentaire, une véritable réparation chirurgicale.

Les techniques chirurgicales cherchant à réunir directement l'acromion et l'extrémité externe de la clavicule (suture transosseuse au fil métallique, vissage, brochage à foyer fermé) ou visant à stabiliser la clavicule en la solidarisant avec la coracoïde (par fil non résorbable ou en utilisant le ligament acromio-coracoïdien transposé, ou à l'aide d'une vis, etc.) paraissant abandonnées car se heurtant à trois inconvénients majeurs :

- elles nécessitent une immobilisation prolongée, de l'ordre de deux mois généralement ;
- elles exposent au risque de lâchage ou de rupture du matériel de suture ;
- ou à l'inverse, elles peuvent provoquer, lorsque la fixation est trop serrée, une perte fonctionnelle de l'acromio-claviculaire.

La réparation des ligaments coraco-claviculaires et une synthèse acromio-claviculaire provisoire par vis ou broches laissées pendant 4 à 5 semaines, évitent ce genre d'écueil. L'intervention est, en principe, suivie d'une immobilisation dans un Dujarrier pendant quatre semaines. On peut cependant très rapidement instaurer une mobilisation « prophylactique » qui se fera soit sous la forme de mobilisations passives de la scapulo-humérale, réalisées en abduction vraie, après blocage manuel du moignon de l'épaule, soit sous la forme de mouvements actifs aidés exécutés par le patient lui-même, installé en décubitus ventral, le bras pendant au bord du lit afin de réaliser des mouvements de balancier et de circumduction d'amplitude modérée.

Dans les cas anciens, la technique de Dewar et Barrington consiste à transplanter sur la face inférieure de la clavicule la pointe de la coracoïde et les muscles insérés à ce niveau, le coraco-brachial et le court biceps. La clavicule est ainsi stabilisée par une traction permanente laissant libre le jeu claviculaire. En outre, cette technique a l'intérêt de permettre une rééducation précoce dans les tout premiers jours suivant l'opération.

# Fractures du trochiter

Les fractures du trochiter s'observent chez des adultes jeunes. Elles sont rares après 45 ans.

L'accident initial est souvent banal et le diagnostic est porté tardivement dans un certain nombre de cas. Parfois, c'est au stade de séquelles, devant un enraidissement de l'épaule, une gêne fonctionnelle persistante ou des douleurs que la fracture est découverte.

Pourtant, les données de l'interrogatoire et un examen clinique bien conduit permettent de suspecter cette fracture dans tous les cas. Ils conduisent à demander un bilan radiographique précis qui met en évidence une fracture du trochiter plus ou moins importante et plus ou moins déplacée.

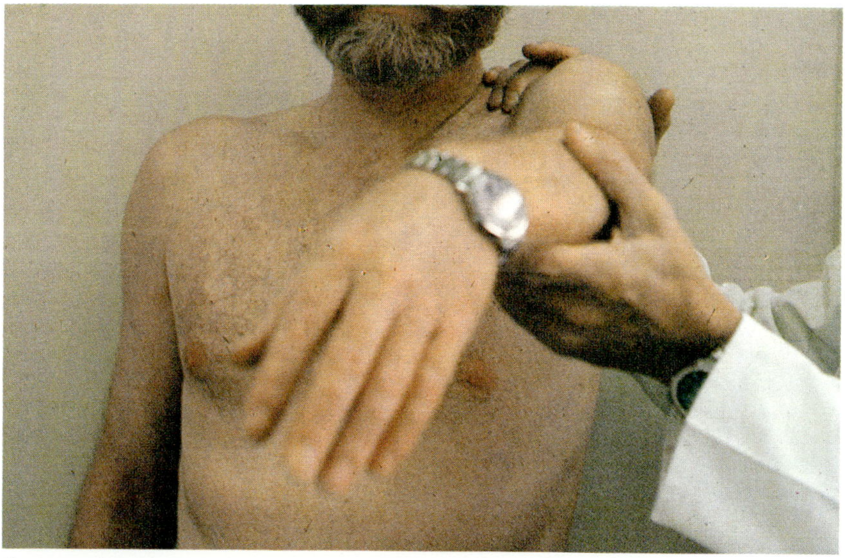

*Fracture méconnue du trochiter chez un skieur. Découverte au stade de capsulite rétractile 4 semaines après l'accident initial étiqueté « contusion de l'épaule ».*

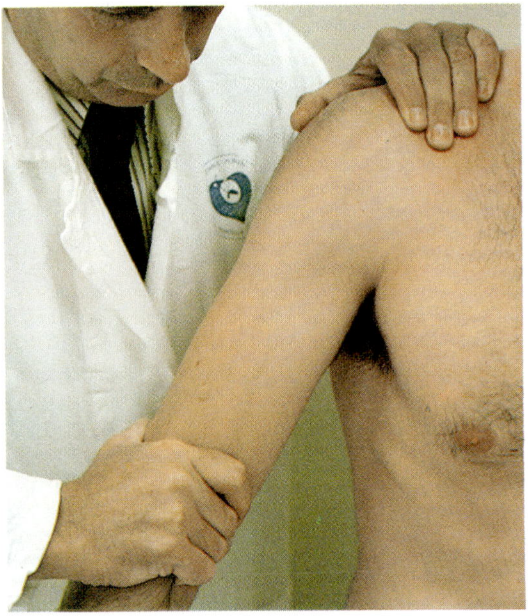

*L'abduction contrariée du bras déclenche une douleur vive en cas de fracture du trochiter.*

## Mécanismes

Les fractures isolées du trochiter sont de 2 types : les fractures par contusion glénoïdienne consécutives à un traumatisme direct du moignon de l'épaule et les fractures par arrachement à la suite d'un traumatisme indirect ou d'une contraction musculaire brutale.

Le traumatisme direct sur la face antéro-externe de l'épaule, est le mécanisme le plus fréquent. Il peut être brutal lors d'une chute contre un plan dur : piste de patinage sur glace, mur d'un court de squash, rocher, etc. Parfois, la fracture survient au cours d'une simple chute vers l'avant au cours de la marche, de la course et surtout de la pratique du ski. La fracture est peu importante dans la plupart des cas et elle n'est généralement pas déplacée.

Le traumatisme indirect est plus rare. Il s'observe au cours d'un déséquilibre brusque du corps ou d'une chute vers le sol, parée par le membre supérieur porté en élévation.

La fracture-arrachement consécutive à une contraction musculaire brutale est exceptionnelle.

## Examen clinique

L'accident initial s'accompagne d'un craquement dans la plupart des cas. La douleur et la gêne fonctionnelle sont très variables d'un sujet à un autre.

L'expression clinique des fractures du trochiter est très polymorphe. Schématiquement, on distingue 2 tableaux très différents :

- **L'épaule impotente immédiate :** au cours de l'accident, le sujet éprouve une douleur très vive et perçoit un craquement. L'impotence fonctionnelle est totale.

A l'examen, la mobilisation passive de l'épaule est très limitée par le déclenchement de douleurs. En actif, la mobilité en élévation antérieure, en abduction et en rotation externe est pratiquement nulle.

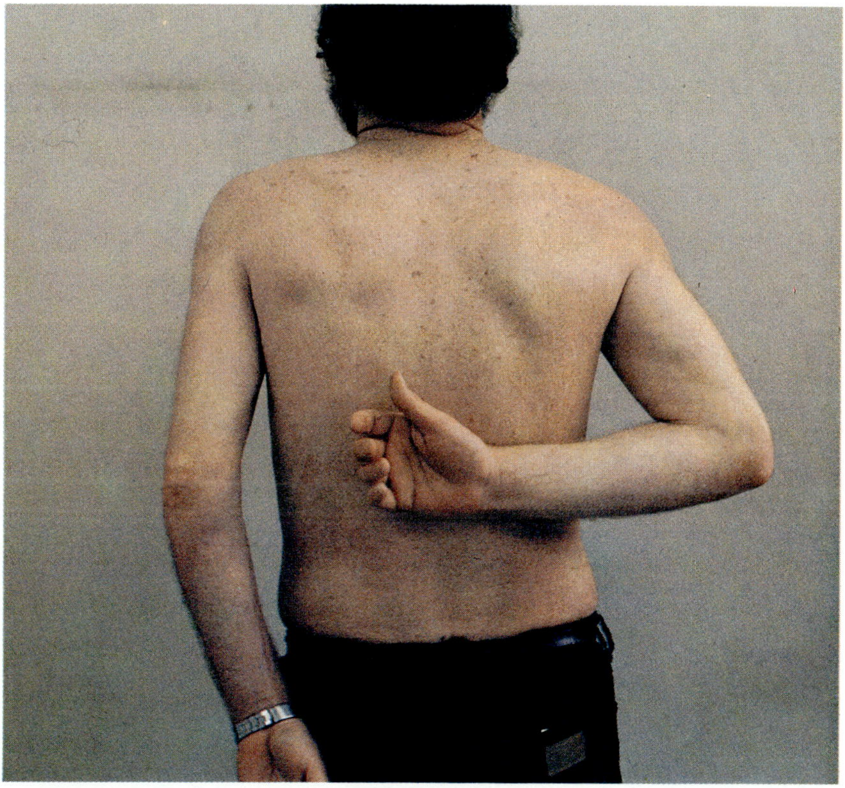

*La rotation interne, testée au cours de l'épreuve « main dans le dos » est encore possible dans les fractures du trochiter mais elle est limitée et douloureuse.*

Seule la rotation interne est encore possible dans un secteur limité. Le rythme scapulo-huméral est très perturbé et à chaque tentative d'élévation, on observe une ascension du moignon de l'épaule.

• **L'épaule douloureuse retardée :** l'accident initial paraît bénin : l'impotence fonctionnelle est modérée et le sujet parvient souvent à poursuivre une activité physique. Quelques heures après l'accident, la douleur augmente nettement et persiste pendant plusieurs jours, exacerbée par les mouvements.

A l'examen, la mobilisation passive n'est limitée que dans les derniers degrés d'élévation antérieure et latérale par le déclenchement d'une réaction douloureuse. La mobilité active est nettement plus limitée : l'élévation antérieure atteint 90 à 100°, l'abduction 80 à 90°, la rotation interne 5 à 10°. L'étude des contractions résistées est douloureuse en abduction et surtout en rotation externe. Elle permet également de constater une diminution des capacités de résistance.

## Bilan radiographique

Il comporte **obligatoirement** plusieurs clichés de face effectués à différents degrés de rotation du bras : externe, interne et indifférente.

La fracture est facilement reconnue lorsqu'elle est déplacée. En l'absence de déplacement, le trait horizontal ou oblique peut être à peine visible et dans certains cas, il ne le devient qu'au bout de 8 à 10 jours.

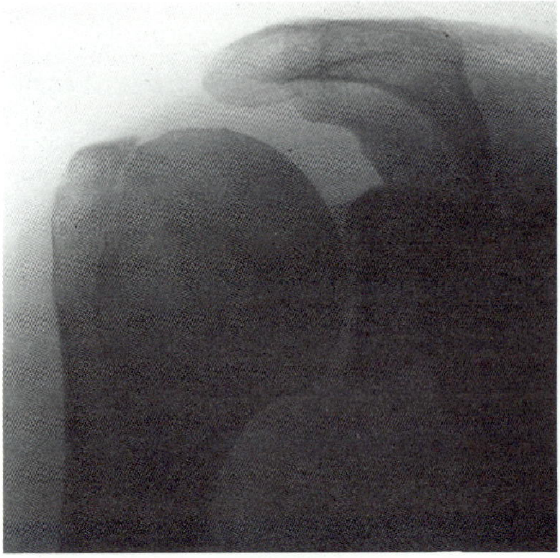

*Fracture du trochiter par arrachement. La fracture n'est pas déplacée. Le trait est à la limite de la visibilité.*

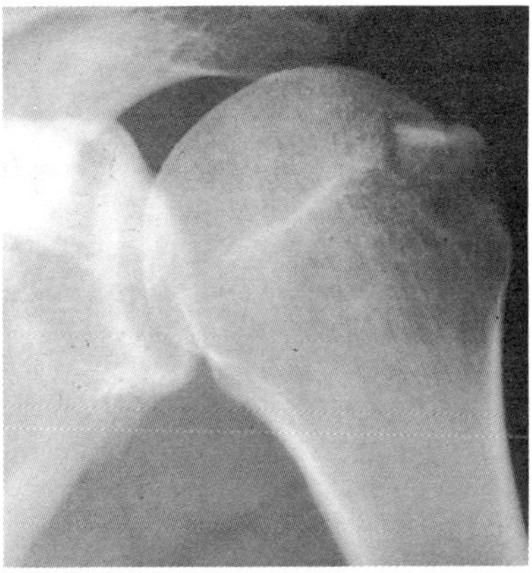

*Fracture du trochiter légèrement déplacée. Le diagnostic radiologique est évident.*

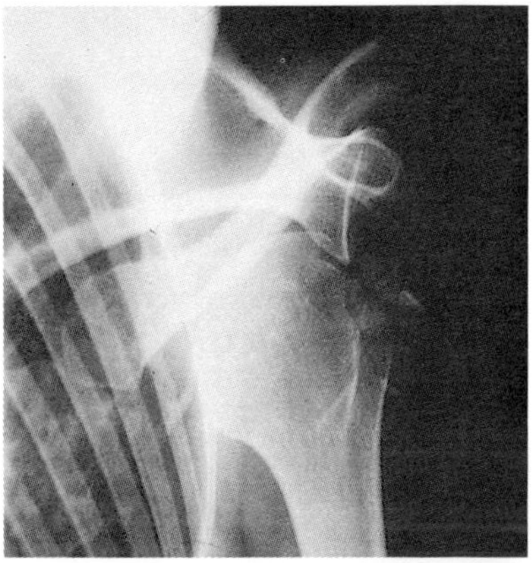

*Radiographie d'une luxation de l'épaule avec fracture associée du trochiter.*

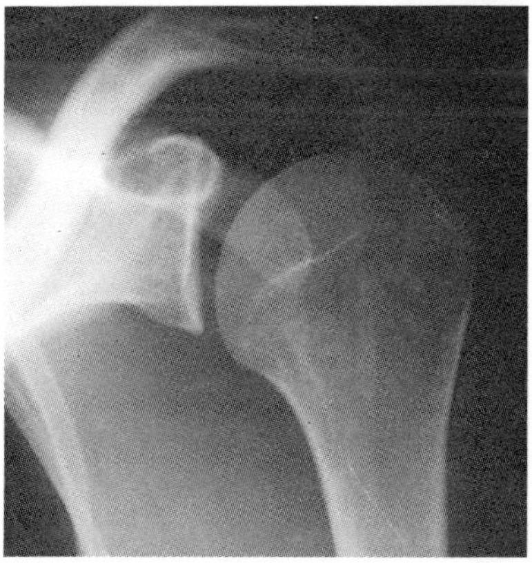

*Après réduction de la luxation, le trochiter est en place.*

## Diagnostic différentiel

Il se pose principalement avec la rupture de la coiffe des rotateurs. Les mécanismes lésionnels sont les mêmes. L'impotence fonctionnelle immédiate est variable d'un sujet à l'autre dans les deux cas. L'âge, en revanche, est un élément de différenciation :

- **chez l'adulte jeune :** la rupture de la coiffe est exceptionnelle et intéresse toujours le sus-épineux mais souvent aussi le sous-épineux. L'évaluation clinique initiale est très voisine d'une fracture du trochiter. C'est la radiographie qui permet, en principe, d'éliminer la lésion osseuse, mais il faut en rappeler les difficultés techniques : plusieurs incidences de face et répétition des clichés à huit jours d'intervalle ;

- **après 45 à 50 ans :** la rupture de la coiffe est beaucoup plus fréquente que la fracture isolée du trochiter. L'examen clinique est évocateur lorsqu'il montre une « faiblesse » de l'abduction et surtout de la rotation externe.

## Traitement

Il est basé sur l'immobilisation du bras pendant 2 à 6 semaines.

Dans les fractures non déplacées, l'immobilisation coude au corps suffit à la consolidation. Dans les fractures operculaires, l'immobilisation est maintenue deux semaines et la rééducation est entreprise au

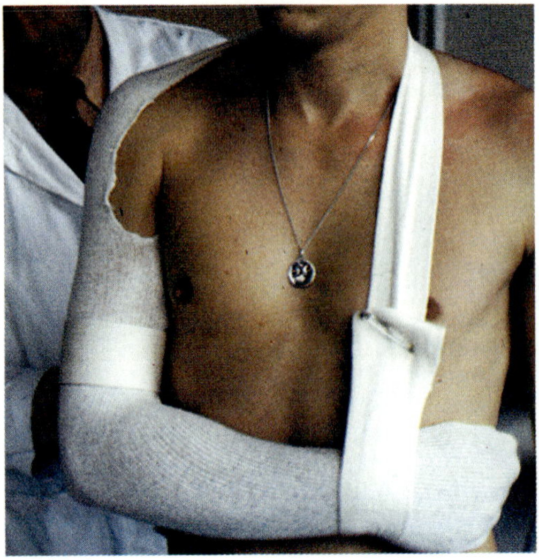

*Dans les fractures operculaires du trochiter, l'immobilisation dans une stockinette suffit à assurer la consolidation.*

quinzième jour. Dans les fractures du massif trochitérien, la durée de l'immobilisation varie de 3 à 5 semaines en fonction des douleurs et de la gêne fonctionnelle.

Dans les fractures déplacées, il faut immobiliser le bras en abduction à 60 – 70° et en antépulsion à 20 – 30° pendant 4 à 6 semaines. Chez un sujet jeune et sportif, il faut contrôler, par une radiographie de face, que la mise en abduction a permis d'obtenir une réduction satisfaisante du déplacement. Lorsque le fragment reste ascensionné, l'indication d'une réduction sanglante et d'une ostéosynthèse chirurgicale est posée.

## Complications et séquelles

Elles peuvent apparaître précocement ou tardivement. Elles sont surtout le fait des fractures méconnues.

**La capsulite rétractile** se manifeste par un enraidissement douloureux de l'épaule qui s'aggrave progressivement. Un bilan radiographique permet d'affirmer rétrospectivement le diagnostic.

**Les tendinites séquellaires** se traduisent par des douleurs au cours des activités sportives. L'examen retrouve une douleur élective à la contraction résistée du sus et/ou du sous-épineux. Les massages transverses profonds du tendon et les infiltrations locales de corticoïdes sont régulièrement efficaces.

**La gêne au passage sous-acromial** se traduit par un arc douloureux entre 60 et 120°. Elle n'apparaît qu'après quelques semaines mais peut persister durant plusieurs mois. Elle est due au remaniement du trochiter mais aussi à des phénomènes congestifs post-traumatiques. Son traitement est basé sur l'infiltration de la bourse sous-acromio-deltoïdienne.

# Luxations récentes de l'épaule

La luxation de l'épaule est la plus fréquente de toutes les luxations. Elle peut survenir dans la pratique de tous les sports pouvant entraîner une chute sur le moignon de l'épaule ou sur le bras en hyperextension, abduction et pronation : rugby, judo, ski, etc. La forme la plus fréquente est la variété antéro-interne.

## Clinique

Les signes cliniques sont bien connus : traumatisme avec choc direct sur le moignon de l'épaule ou traumatisme indirect par chute sur le poignet, le bras en extension abduction pronation. L'impotence fonctionnelle est immédiate, empêchant la poursuite de la pratique sportive.

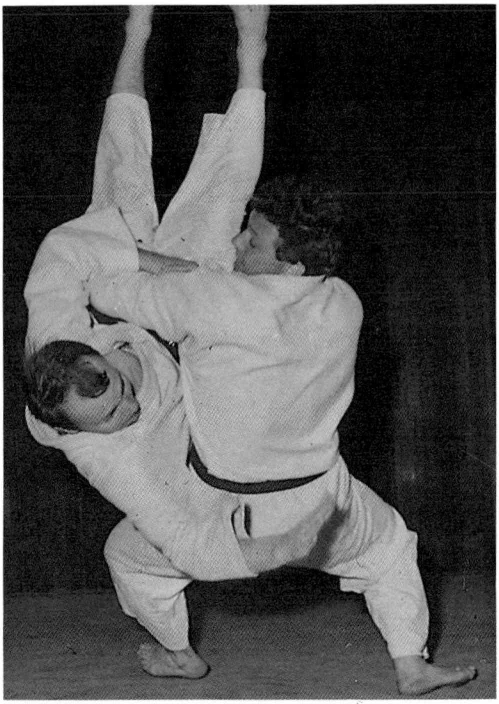

*Au cours de la pratique du Judo, une chute sur le moignon peut provoquer une luxation antéro-interne de l'épaule.*

Lorsque le sportif est vu précocement, le diagnostic est évident : le sujet se présente le bras fixé en abduction qu'il ne faut surtout pas chercher à vaincre. A l'inspection on retrouve 3 signes : de face il existe un signe de l'épaulette : le relief du deltoïde a disparu et le bord externe de l'épaule tombe verticalement, et un coup de hache externe : le bras est en abduction et rotation externe ; de profil on note un élargissement antéro-postérieur.

Le diagnostic est fait par la palpation qui montre le vide sous-acromial et permet de palper la tête au niveau du sillon delto-pectoral.

L'examen doit s'attacher à rechercher systématiquement l'existence de complications vasculaires et nerveuses par la prise du pouls radial, la recherche d'un déficit de la sensibilité au niveau du moignon de l'épaule et d'un déficit moteur.

## Bilan radiographique

Une radiographie sera pratiquée dans un triple but :

- confirmer le diagnostic et préciser le type de luxation qui peut être extra-coracoïdienne, à cheval sur le bord antérieur de la glène, sous-coracoïdienne ou intra-coracoïdienne, voire sous-claviculaire ;
- rechercher les complications osseuses associées : petite fracture du bord antérieur et inférieur de la glène, fracture parcellaire de la tête à type d'encoche, plus rarement fracture du trochiter, exceptionnellement fracture sous-tubérositaire ;
- avoir un intérêt médico-légal.

## Traitement

Le traitement est simple, mais il faut bien connaître les manœuvres de réduction. Chez le sportif se pose la question de savoir s'il faut réduire la luxation à chaud, sans anesthésie et sans bilan radiographique préréductionnel ou s'il faut réduire après un bilan radiologique et parfois sous anesthésie générale. Le problème est affaire de cas particulier et de compétence médicale. S'il s'agit d'un accident survenu dans un club, en présence du médecin, celui-ci peut, la plupart du temps, réduire la luxation à condition de n'exercer aucune manœuvre de force. En effet, pour que la luxation se produise en antéro-interne, la tête humérale passe d'abord au bord inférieur de la glène pour remonter ensuite en dedans de cette dernière, réalisant un décollement capsulo-ligamentaire antérieur. Il faut donc faire effectuer à la tête humérale, le trajet inverse par une traction progressive dans l'axe du bras, grâce à un contre-appui réalisé dans l'aisselle ; puis des mouvements de rotation doux dès que la tête a accroché le bord inférieur de la glène. La mobilité doit alors être strictement normale. Une radiographie de contrôle **systématique** confirme la bonne reposition de la tête. Cette dernière doit être stable après la réduction. Si, par contre, le sportif est vu plus tardivement, la réduction peut être difficile. Or, il importe, dans tous les cas, de ne jamais réaliser de manœuvres de force. Il est donc préférable de réaliser la réduction sous anesthésie générale.

L'immobilisation postréductionnelle doit être stricte : pour 3 semaines dans un bandage type Dujarrier. Cette immobilisation est une des garanties d'absence de récidive en sachant que celle-ci est d'autant plus fréquente que le sujet est plus jeune. Le Dujarrier doit être réalisé correctement, éventuellement couvert par une bande de plâtre pour qu'il ne soit pas défait par le sportif, impatient de reprendre son activité. La rééducation après immobilisation est simple avec récupération relativement rapide de la mobilité et reprise précoce de l'activité sportive.

## Formes cliniques

**Les formes avec fracture du trochiter** associée à la luxation. Après la réduction, une radiographie est indispensable pour vérifier la position du fragment trochitérien. Celui-ci doit être revenu parfaitement en place. Si ce n'était pas le cas, il faut tenter une immobilisation en abduction (ce qui souvent n'améliore pas les choses) et, en l'absence d'une reposition anatomique, une intervention s'impose pour réaliser une fixation par vis du fragment déplacé.

En revanche, en cas de fragment en position anatomique après réduction, l'immobilisation doit être prolongée jusqu'à la quatrième semaine après l'accident.

**Les fractures complexes sous-tubérositaires** associées à la luxation posent des problèmes particuliers :

- lorsqu'elles sont sans déplacement, tout le problème consiste à réduire la luxation sans désengréner la fracture. La réduction doit être très douce sous anesthésie générale. La main de l'opérateur aide la tête humérale à descendre progressivement et accompagne ainsi la traction réalisée dans l'axe du membre. Les radiographies de contrôle vérifient l'absence de déplacement secondaire ;
- lorsque ces fractures sont complètes, rompant la continuité diaphysaire avec déplacement, le problème diagnostic est difficile car les signes cliniques de l'inspection et de la palpation sont modifiées. Les problèmes les plus importants sont avant tout thérapeutiques : il

existe une fracture complexe et une luxation. Il faut, dans un premier temps, essayer de faire réintégrer la tête en regard de la cavité glénoïde puis, le problème étant ainsi simplifié, réduire orthopédiquement la fracture.

Ce n'est qu'en cas d'échec de l'une de ces deux manœuvres, réduction de la luxation et réduction de la fracture, qu'il faut intervenir chirurgicalement pour réduire et synthéser.

**Les luxations postérieures** de l'épaule sont secondaires à un mécanisme de rotation interne. Leur grande particularité est d'être facilement méconnues. En effet, la tête humérale ne va pas en arrière et en dedans de la glène, mais uniquement en arrière. Deux éléments sont essentiels au diagnostic :

- **un élément clinique : l'absence complète de rotation externe** de l'épaule alors que certains mouvements sont possibles. Cliniquement l'épaule apparaît tuméfiée, sans déformation bien particulière pour peu que le sujet soit vu un peu tardivement ou soit musclé ;
- **un élément radiologique : la nécessité absolue d'avoir un profil axillaire** devant tout traumatisme de l'épaule dont la radiographie de face pourrait paraître, à première vue, normale. La radiographie de face d'une épaule luxée en arrière montre de petits signes indiscutables mais qui peuvent passer inaperçus au niveau de l'interligne omo-huméral. Le profil axillaire montre bien la luxation postérieure, en arrière de la glène, avec de façon quasi constante, une fracture associée de la tête humérale. Une réduction est nécessaire sous anesthésie générale. Elle est suivie d'une immobilisation.

## Évolution

En l'absence de complication vasculaire, nerveuse ou osseuse, l'évolution est extrêmement simple. Après les 3 semaines d'immobilisation, la récupération est rapide. La complication essentielle est la luxation récidivante de l'épaule.

# Luxations récidivantes de l'épaule

Les luxations récidivantes de l'épaule sont caractérisées par la survenue d'accidents d'instabilité, de plus en plus rapprochés, pour des traumatismes de plus en plus minimes. Elles peuvent aboutir à l'arrêt de toute activité sportive, la luxation survenant essentiellement lors de mouvements du bras en rotation externe et abduction. Elle est antéro-interne dans la plupart des cas.

## Physiopathologie

L'articulation scapulo-humérale est extrêmement mobile et faiblement emboîtée. Les éléments de stabilité passive sont extrêmement faibles.

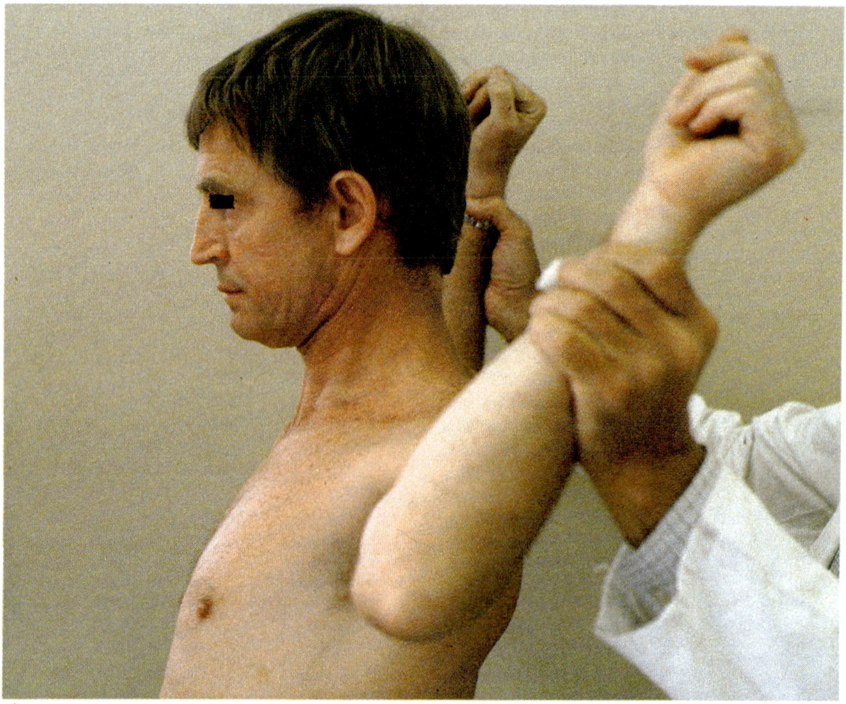

*Étude de la mobilité de l'épaule chez un patient présentant des antécédents de luxation récidivante. La mobilité en rétropulsion horizontale et rotation externe est augmentée par rapport au côté opposé. Elle peut s'accompagner d'une réaction d'appréhension.*

Il s'agit essentiellement de la capsule articulaire ainsi que des ligaments gléno-huméraux qui sont, en fait, plus des renforcements capsulaires que de véritables ligaments. Le seul élément de stabilité véritable est le muscle sous-scapulaire qui réalise une barrière musculaire en avant de l'articulation. Par son rôle actif de rotateur interne, il limite les risques de luxation en rotation externe.

Du point de vue physiologique, plusieurs facteurs doivent être retenus. Certains sont constitutionnels comme les antéversions excessives de la glène ou de la tête humérale ou les dysfonctionnements de la sangle musculaire antérieure. D'autres sont acquis comme les encoches de la tête humérale, séquelles d'accrochage antérieur de la tête sur le bord antérieur de la glène, ou comme les fractures du rebord antérieur et inférieur de la glène associées à une lésion du bourrelet glénoïdien. La répétition des accidents d'instabilité aboutit à la formation d'une poche capsulaire antérieure avec décollement capsulo-périosté de Broca et Hartmann. Ainsi, lors de mouvements d'abduction-rotation externe, la tête humérale se place en avant, l'encoche du bord postérieur accroche le bord antérieur de la glène et quand le bras revient à sa position neutre ou en rotation interne, il se produit un effet de came : la tête ressaute en avant et en bas dans le décollement capsulo-périosté.

# Évaluation clinique

**L'interrogatoire** précise l'âge du patient, le nombre, les circonstances, le mode de réduction des différentes luxations ainsi que le sport pratiqué.

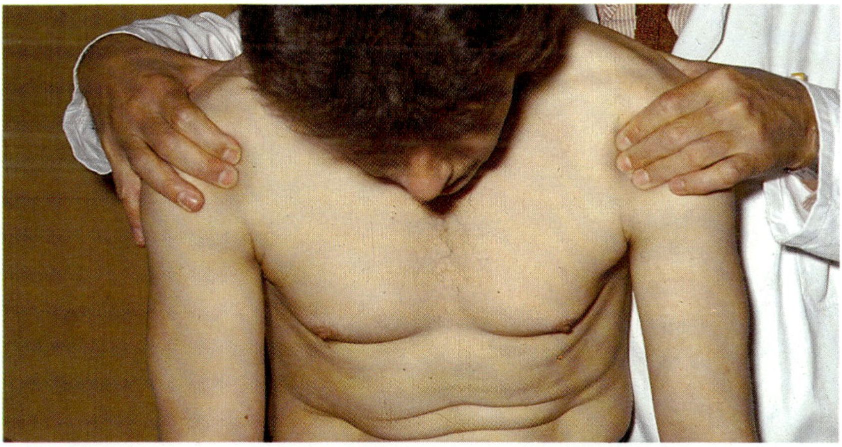

*Étude de la mobilité de la tête humérale par rapport à la glène. En cas de luxation récidivante, la mobilité antéro-postérieure est nettement augmentée par rapport au côté opposé.*

**L'examen** recherche la mobilité de l'épaule, souvent augmentée notamment en rotation externe. Il faut aussi apprécier l'état de la musculature de l'épaule. L'instabilité est recherchée sur le sujet penché en avant en mobilisant l'extrémité supérieure du bras comparativement au côté opposé. Il est également nécessaire de rechercher un ressaut lors des mouvements de rotation traduisant la mobilisation d'un bourrelet glénoïdien lésé.

## Étude radiologique

Elle est très importante. Indépendamment des clichés radiographiques de face et de profil, l'incidence de Bernageau en profil glénoïdien a énormément d'importance. Le bilan radiologique complet comporte 3 radiographies de l'articulation de face : en rotation neutre et en rotation interne légère et moyenne qui permettent de mettre en évidence une encoche de la tête humérale et/ou une fracture du rebord glénoïdien antérieur et inférieur. Le profil glénoïdien permet l'étude spécifique du rebord antérieur de la glène dans sa partie inférieure, là où se produit l'échappée de la tête humérale. Il peut mettre en évidence une fracture parcellaire ou une simple érosion du bord antérieur. L'arthrographie n'est pas indispensable, mais peut montrer l'importance du décollement capsulo-périosté ainsi qu'une lésion du bourrelet.

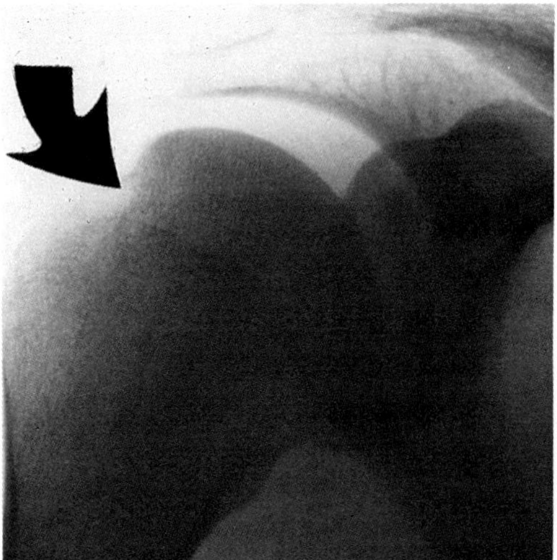

*Volumineuse encoche de la tête humérale témoin des antécédents de luxation récidivante de l'épaule.*

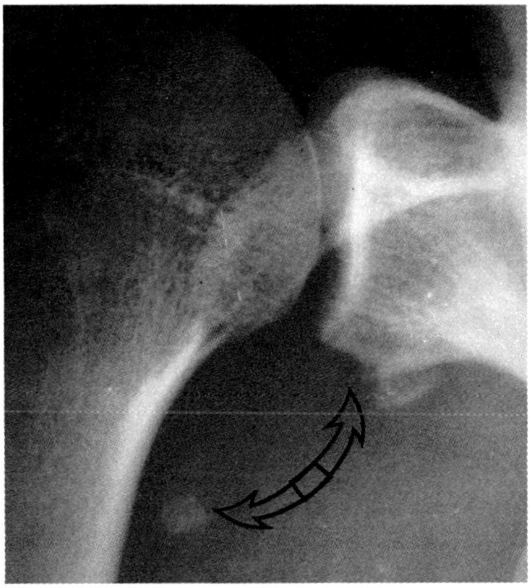

*Fracture du rebord glénoïdien antérieur et inférieur avec migration d'un fragment dans la chambre capsulaire.*

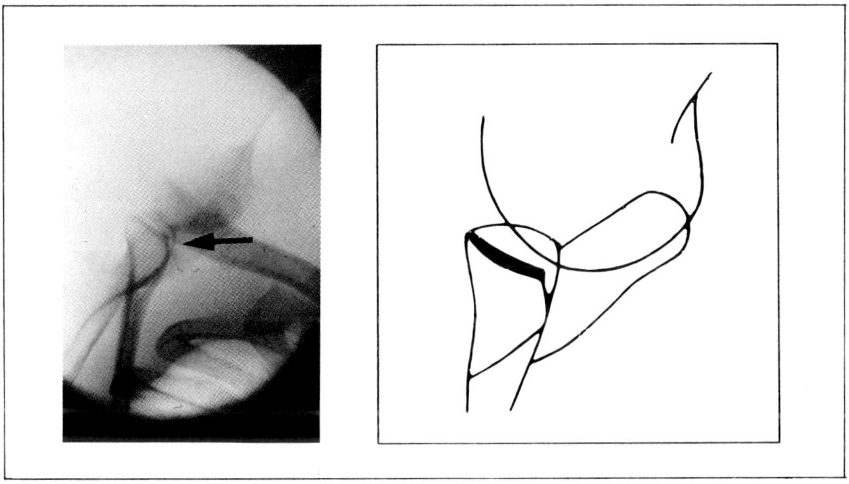

*Luxation récidivante de l'épaule. Le profil glénoïdien de J. Bernageau montre l'importance de la fracture de la glène et la présence d'un séquestre osseux.*

## Traitement

Le traitement des luxations récidivantes est chirurgical et légitime après trois luxations vraies ou en cas de syndrome d'instabilité entraînant une gêne dans la pratique sportive.

**L'intervention de Latarjet** consiste à réaliser une butée osseuse prolongeant le bord antérieur de la glène pour éviter l'échappée antéro-interne de la tête humérale. C'est une intervention simple qui a l'avantage à la fois de donner une stabilité à la tête humérale et de ne pas limiter la rotation externe ainsi que l'abduction-rotation externe, geste indispensable dans la pratique de la majorité des sports.

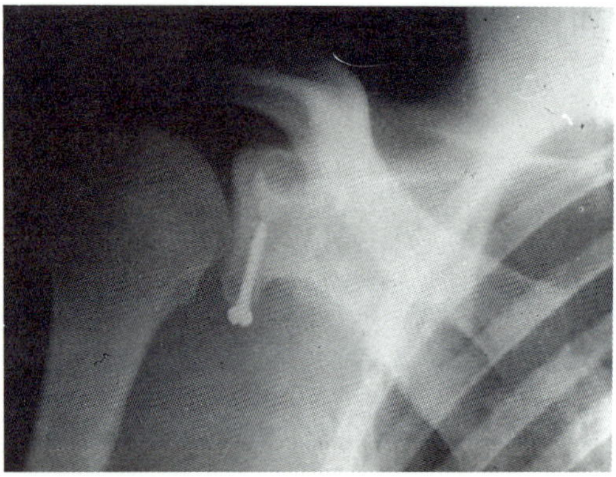

*Intervention de Latarjet : mise en place d'une butée préglénoïdienne.*

**L'intervention de Bankart** vise à supprimer la poche de décollement de Broca en réinsérant la capsule au bord antérieur de la glène par plusieurs fils transosseux.

Cette intervention donne de très bons résultats sur la stabilité mais peut faire l'objet de quelques critiques :

- difficulté de réalisation en cas de fracture du bord antérieur de la glène,
- nécessité d'une immobilisation postopératoire de plusieurs semaines,
- risque de limitation de la rotation externe, gênant la pratique du geste sportif.

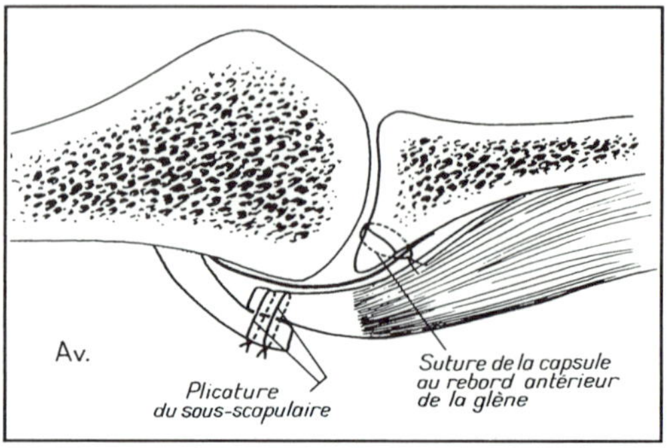


*Intervention de Bankart : capsuloraphie associée à une plicature du sous-scapulaire.*

# L'ÉPAULE DOULOUREUSE
## Évaluation clinique

Devant une épaule douloureuse, un examen clinique est la première condition pour parvenir à un diagnostic lésionnel précis. Il permet d'identifier les structures anatomiques atteintes et de guider les investigations paracliniques.

L'examen de l'articulation gléno-humérale comporte différents temps : l'inspection, l'étude des mobilités active, passive et contrariée, la recherche de la stabilité, la palpation. L'épaule n'est toutefois pas constituée de cette seule articulation gléno-humérale. C'est un ensemble de structures, anatomiques ou physiologiques, mécaniquement liées les unes aux autres. Il faut donc inclure dans tout « bilan d'épaule » les formations qui participent, de façon indépendante et synchronisée, aux mouvements de ce complexe articulaire : « l'articulation » sous-deltoïdienne, l'acromio- et la sterno-claviculaire, « l'articulation » scapulo-thoracique.

## Les données de l'inspection

Le malade est examiné en position debout ou assise. On recherche un empâtement de l'épaule, une position anormale de l'épaule et du membre supérieur, une amyotrophie diffuse ou localisée, une déformation articulaire.

**L'attitude anormale de l'épaule et du bras** revêt différents aspects. Une subluxation inférieure de la tête humérale peut être observée dans les suites d'un traumatisme concernant l'extrémité supérieure de l'humérus. L'attitude en rotation interne du bras se voit dans les luxations postérieures méconnues. La rétraction progressive du sous-scapulaire peut aussi provoquer une telle attitude, mais beaucoup moins nette, dans les ruptures de la coiffe et dans certaines lésions neurologiques périphériques. Le décollement de l'omoplate signe une paralysie du grand dentelé.

**L'amyotrophie** peut être diffuse ou localisée, importante ou modérée. Les atrophies musculaires diffuses sont le fait de la « non-utilisation » de l'épaule : séquelles de traumatismes, capsulites rétractiles, ruptures de la coiffe, paralysies plexuelles ou tronculaires. L'atrophie du deltoïde est constante pour toute épaule ne fonctionnant pas depuis un certain temps quelle qu'en soit la cause, dans les épaules limitées de toute origine et dans les atteintes neurologiques périphériques. Les atrophies isolées du sus-épineux et/ou du sous-épineux s'observent dans les lésions neurologiques tronculaires et dans les atteintes de la coiffe.

**La saillie anormale** de l'articulation acromio-claviculaire évoque une séquelle traumatique. La subluxation vers le haut ou vers l'avant de l'extrémité interne de la clavicule traduit une détérioration post-traumatique ou dégénérative de la sterno-claviculaire.

## Étude de la mobilité active

Elle est effectuée sur le malade debout.
Elle donne des renseignements sur l'amplitude de chaque mouvement ; sur la force musculaire et sur l'état des organes moteurs (tendons, muscles, troncs nerveux) ; sur les réactions douloureuses d'origine articulaire ou péri-articulaire.

Elle comporte l'exploration systématique de l'élévation antérieure et latérale, de la rotation externe, de la rotation interne (associée à la rétropulsion), de l'adduction horizontale, de la rétropulsion horizontale (associée à la rotation externe), de la rétropulsion.

Outre les traumatismes récents de l'épaule, *l'atteinte globale* de la mobilité avec impotence majeure fait évoquer une bursite sous-deltoïdienne aiguë, une calcification sous-acromiale en poussée inflammatoire, une rupture de la coiffe.

Dans d'autres cas, la limitation d'amplitude porte *sur un ou plusieurs mouvements* et elle est de degré variable. Il faut faire la synthèse des limitations et des autres signes cliniques pour parvenir à un diagnostic lésionnel.

**L'élévation antérieure** peut être limitée de façon plus ou moins importante ou être simplement douloureuse en fin de mouvement. Une limitation marquée doit évoquer une lésion neurologique périphérique plexuelle ou tronculaire, une rupture traumatique de la coiffe, une fracture méconnue du trochiter. Une capsulite rétractile, une atteinte du nerf du grand dentelé doivent être envisagées lorsque le mouvement n'atteint que l'horizontale. Très souvent, l'élévation antérieure n'est limitée que d'une dizaine ou d'une vingtaine de degrés. Ce petit déficit peut correspondre à des manifestations pathologiques très variées touchant les articulations acromio- ou sterno-claviculaires ou la scapulo-humérale. Un déficit du trapèze, une parésie du grand dentelé peuvent également entraîner une petite limitation de l'élévation antérieure.

**L'élévation latérale** est un mouvement clé pour le diagnostic lésionnel. Ce mouvement peut être limité de façon considérable dans les ruptures de la coiffe, les fractures du trochiter, les capsulites rétractiles. Le « rythme scapulo-huméral » est perturbé et on observe une bascule de la pointe de l'omoplate et une ascension du moignon de l'épaule dès le début du mouvement. Le freinage à la descente est également difficile. Dans les bursites sous-deltoïdiennes aiguës, l'élévation latérale est également très limitée mais de façon isolée. Dans certains cas, le mouvement d'élévation latérale n'est que légèrement limité, ou simplement modifié dans son rythme ou seulement douloureux. On doit alors évoquer une inflammation de la coiffe, localisée ou prédominant sur le sus-épineux.

**L'étude de la rotation externe** se fait bras au corps et coude fléchi à 90°. Lorsque la limitation du mouvement est importante, il faut penser à une atteinte de la coiffe ou à une capsulite rétractile. Lorsqu'elle est d'importance moyenne, une lésion du nerf sus-scapulaire peut être envisagée. Enfin, elle est modérée (et souvent douloureuse) dans les tendinites du long biceps et, parfois, du sus-épineux.

**L'étude de la rotation interne** ne donne pas de renseignements précis sur le plan lésionnel. Ce mouvement est limité et douloureux dans la majorité des affections de l'épaule et un déficit de la rotation interne se rencontre aussi bien dans les atteintes acromio- et sterno-claviculaires que dans les affections péri-articulaires et articulaires de la scapulo-humérale.

**La rétropulsion active** n'est jamais très limitée. Les rétractions capsulaires, certaines tendinopathies (long biceps et sus-épineux), certaines lésions neurologiques périphériques (circonflexe) entraînent un déficit de ce mouvement.

L'étude de la mobilité active doit être complétée par les mouvements de haussement d'épaule, d'anté- et de rétropulsion du moignon. Dans les atteintes acromio-claviculaires, au moins un de ces 3 mouvements est douloureux.

## Étude de la mobilité passive

Elle donne des informations très précises sur les amplitudes articulaires. La présence de douleurs au cours des différents mouvements est également notée. Quatre mouvements sont systématiquement étudiés : l'élévation antérieure, l'abduction vraie (omoplate bloquée), la rotation externe et la rotation interne.

**L'élévation antérieure** est surtout limitée dans les capsulites rétractiles. Le mouvement est peu limité ou simplement douloureux dans l'arthropathie acromio-claviculaire et dans les conflits sous-acromiaux.

**L'abduction, omoplate bloquée,** explore l'articulation gléno-humérale. Elle est très limitée dans les capsulites rétractiles. Elle est toujours normale dans les atteintes acromio-claviculaires.

**La rotation externe** est limitée dans les capsulites rétractiles et dans les tendinites du long biceps. Elle serait augmentée dans les lésions postérieures du rebord glénoïdien.

**La rotation interne** est surtout limitée dans les capsulites rétractiles mais aussi dans l'arthropathie acromio-claviculaire, les lésions du rebord glénoïdien, etc.

La hiérarchie des limitations passives d'amplitude permet de faire la distinction entre les deux grandes variétés d'épaule limitée : celles qui présentent un schéma capsulaire et celles qui sont limitées de façon anarchique.

Le schéma capsulaire est défini par l'importance du déficit d'amplitude. La hiérarchie des limitations porte dans un ordre décroissant sur l'élévation antérieure, la rotation externe, l'abduction et la rotation interne.

Ce schéma capsulaire est constamment retrouvé dans tous les enraidissements de l'épaule par immobilisation prolongée pour fractures ou luxations, par capsulites post-traumatiques, par synovites inflammatoires, etc. Il n'est pas retrouvé dans les raideurs d'origine extra-articulaire : bursite sous-acromio-deltoïdienne avec ou sans calcification, ténosynovite du long biceps, arthropathie acromio-claviculaire, etc.

## Étude de la mobilité contrariée

L'étude des contractions résistées permet d'explorer les structures tendineuses et d'en démasquer les moindres altérations. Elle permet aussi de mettre en évidence les déficits moteurs minimes. Le déclenchement d'une douleur permet d'évoquer l'atteinte du tendon mis en tension. La mise en évidence d'un déficit traduit une atteinte neurologique ou une pseudo-paralysie par détérioration ou rupture tendineuse.

**Le sus-épineux** est étudié lors du mouvement d'élévation latérale contrariée (effectuée dans le plan de l'épine de l'omoplate et non dans le plan frontal strict). La résistance est faible en cas d'atteinte neurologique périphérique (nerf sus-scapulaire).

**Le sous-épineux** est exploré par la rotation externe contrariée. Le réveil d'une douleur signe une tendinite. La capacité de résistance est faible, voire nulle en cas de rupture du tendon ou de lésion neurologique ($C_5$ ou nerf sus-scapulaire).

**Le sous-scapulaire** est étudié par la rotation interne résistée.

**Le biceps** est, en principe, exploré par la flexion contrariée du coude. En fait, cette manœuvre n'est positive que dans un cas sur cinq (Troisier). En revanche, la supination contrariée de l'avant-bras, coude fléchi à 90° est parfois douloureuse dans les tendinites du long biceps, ainsi que de nombreuses autres manœuvres : l'antépulsion contrariée à 90°, la main en supination, la rotation externe contrariée, bras pendant le long du corps ou coude fléchi à 90°.

## Étude de la stabilité

Elle doit faire partie intégrante de l'examen clinique d'une épaule douloureuse.

La stabilité de l'articulation gléno-humérale doit être recherchée par deux manœuvres : la rétropulsion horizontale associée à la rotation externe forcée et le déplacement de la tête par rapport à la glène. La stabilité de l'articulation acromio-claviculaire est étudiée de haut en bas et d'avant en arrière.

## La palpation

La chaleur du moignon est étudiée comparativement avec le côté opposé. Elle est augmentée dans les bursites sous-deltoïdiennes.

Le pôle inférieur de l'articulation gléno-humérale peut être palpé en plaçant les doigts dans l'aisselle.

Les tendons doivent être étudiés avec soin dans une position où ils sont dégagés. Le sus-épineux est palpé, la main dans le dos, à la partie antéro-externe de l'épaule, au-dessous de l'acromion. Le sous-épineux est palpé au-dessus de l'épine, le coude fléchi placé devant le thorax, l'épaule en rotation externe. Le long biceps est étudié, le coude au corps, l'épaule en rotation externe maximale. Le sous-scapulaire est palpé en dehors de la coracoïde.

# Examens complémentaires

Un examen clinique méthodique et un bilan radiographique de première intention permettent le plus souvent d'effectuer le diagnostic étiologique précis d'une épaule douloureuse.

Le bilan radiographique doit être comparatif. Il comporte des clichés de face des articulations scapulo-humérale et acromio-claviculaire, un profil axillaire ou un profil glénoïdien. Différentes incidences complémentaires peuvent être utilisées. Leur intérêt est limité et la prescription doit en être justifiée par des arguments cliniques précis.

Arthrographie, arthroscopie, scanner de l'épaule apportent chacun des renseignements précis mais toujours fragmentaires sur l'état de la coiffe des rotateurs, du bourrelet glénoïdien, du tendon du long biceps... Il est nécessaire avant de les pratiquer d'avoir une présomption diagnostique et une arrière-pensée thérapeutique précises.

## Bilan radiographique de première intention

### Les clichés de face de l'épaule

Ils sont effectués à différents degrés de rotation. Trois suffisent en général : rotation interne, rotation neutre et rotation externe.

On recherche sur ces clichés :

- une fracture-tassement postéro-supérieure de la tête humérale, témoin d'accidents antérieurs d'instabilité gléno-humérale ;
- une fracture du trochiter passée inaperçue ;
- une fracture parcellaire antérieure et/ou inférieure de la glène. Si l'anomalie du liseré vertical antérieur est difficile à apprécier, les fractures du bord inférieur de la glène sont plus faciles à voir. Le bord inférieur peut être irrégulier ou effrité avec présence de fragments détachés. Ces lésions ne se retrouvent jamais en l'absence de fracture-tassement de la tête humérale mais elles en ont la même signification pathognomonique. La présence d'une calcification, spicule trochitérien ou opacité libre sous-acromiale apporte peu au diagnostic étiologique d'épaule douloureuse. Ces calcifications ne sont pas obligatoirement symptomatiques et font trop souvent poser le diagnostic de « péri-arthrite scapulo-humérale », « cache-misère » sémiologique de l'épaule douloureuse.

**Les clichés de profil.** Ils permettent de mettre en évidence :

- un acromion bipartite, parfois responsable d'une impotence douloureuse après simple chute sur le moignon ;
- une fracture de la coracoïde qui siège souvent à la base et se déplace rarement ou une fracture de fatigue dont quelques cas ont été rapportés chez des tireurs de ball-trap ;
- une fracture parcellaire de la glène, localisée à l'angle antéro-inférieur de la glène. L'incidence de J. Bernageau en profil glénoïdien semble préférable car elle dégage beaucoup mieux le rebord antérieur et inférieur de la glène. La fracture n'est souvent visible que sur le profil glénoïdien.

Si le diagnostic clinique d'entorse acromio-claviculaire est évident, il n'est pas de même de celui de l'arthropathie chronique. L'aspect radiographique est caractérisé par la présence de géodes sous-chondrales qui prédominent toujours sur le versant claviculaire de l'articulation.

## Les incidences complémentaires

### Le profil vrai d'omoplate

La « vue en Y » dérivée de l'incidence de Lamy, permet d'examiner :

- l'écaille de l'omoplate, à la recherche d'une tumeur (chondrome) ou une autre anomalie osseuse de la face antérieure de l'omoplate ;
- l'espace sous-acromio-tubérositaire. La gêne au passage de la tubérosité sous la voûte acromio-coracoïdienne (« impingement shoulder ») est une cause très fréquente d'épaule douloureuse et ne s'accompagne pas forcément de lésion symptomatique de la coiffe des rotateurs. Cet espace sous-acromial peut être rétréci par une calcification du ligament coraco-acromial ou par une altération de l'interligne acromio-claviculaire avec ostéophytose inférieure.

### L'incidence axiale de la coulisse bicipitale

L'évaluation de la profondeur de la coulisse est assez grossière et ne peut être qu'un élément présomptif d'instabilité du tendon du long biceps. En revanche, la présence d'une calcification dans la gaine bicipitale fait évoquer le diagnostic de ténosynovite du long biceps.

### L'incidence sterno-claviculaire

La mise en évidence d'une subluxation sterno-claviculaire, antérieure ou postérieure, est impossible sur les clichés de face ou de 3/4. Des différentes techniques proposées, la plus simple semble être celle décrite par Heinings. Les deux articulations sont radiographiées successivement sur le sujet en décubitus dorsal et l'étude comparative des rapports claviculo-sternum se fait aisément.

## Les tomographies

Les coupes tomographiques de face sont utiles pour préciser une fracture de la coracoïde ou une arthropathie acromio-claviculaire. Elles sont indispensables à l'étude de l'interligne sterno-claviculaire qui peut être le siège d'instabilité et/ou d'arthropathie micro-traumatique.

## L'arthrographie

L'arthrographie scapulo-humérale, gazeuse ou opaque, est d'indication très limitée. Son intérêt majeur est de visualiser le bourrelet glénoïdien. Les incidences de face permettent d'évaluer l'agrandissement de la chambre capsulaire antérieure et la partie inférieure du bourrelet. Les coupes tomographiques en profil glénoïdien sont plus utiles au diagnostic. Elles peuvent montrer différentes anomalies du bourrelet : fissure, désinsertion, languette flottante, voire absence totale de bourrelet.

L'arthrographie est peu utile au diagnostic de rupture de la coiffe des rotateurs. Tout au plus, certaines incidences de profil permettent-elles d'évaluer l'étendue de la brèche.

L'instabilité du tendon du long biceps est de diagnostic clinique difficile. L'arthrographie peut montrer une gaine bicipitale irrégulière, agrandie, désinsérée. Il est beaucoup plus délicat de reconnaître une malposition du tendon dans la coulisse.

## Arthroscopie scapulo-humérale

L'examen se déroule sous anesthésie générale et intubation trachéale. L'indication majeure de l'arthroscopie est la recherche d'une lésion isolée du bourrelet glénoïdien. La voie d'abord habituelle est postérieure, elle s'accompagne d'une palpation intra-articulaire au crochet. Celui-ci est introduit par voie postérieure ou supérieure, beaucoup plus rarement par voie antérieure. Si les segments antérieur et inférieur du bourrelet sont toujours parfaitement visibles et palpés, l'examen précis du segment postérieur est plus aléatoire.

Outre le bourrelet glénoïdien, l'athroscope permet d'explorer :

- le tendon du long biceps jusqu'à son insertion glénoïdienne ;
- la surface glénoïdienne en totalité et la plus grande partie du cartilage huméral ;

- l'ensemble de la synoviale, ce qui permet d'éventuelles biopsies sous contrôle de la vue ;
- les récessus capsulaires inférieurs, à la recherche de corps étrangers qui peuvent être facilement extraits ;
- la coiffe des rotateurs (ainsi que les ligaments gléno-huméraux) peut être vue par transparence, mais l'examen endoscopique n'apporte rien au bilan d'une déchirure de la coiffe.

## Le scanner

C'est un examen peu pratiqué dans le bilan d'une épaule douloureuse. L'indication essentielle est l'examen de l'articulation sterno-costo-claviculaire que sa forme en selle rend difficile à radiographier. La possibilité d'effectuer des coupes horizontales au niveau de la coulisse permet d'évaluer la profondeur de celle-ci. Si l'examen est couplé à une arthrographie, il permet de rechercher une instabilité du tendon du long biceps.

La largeur de la tête, de la glène, la concavité et l'antéversion de la glène sont de mesure délicate. L'étude de ces paramètres n'est pour l'instant d'aucun intérêt dans le diagnostic d'une épaule douloureuse.

## L'E.M.G.

L'atteinte neurogène périphérique d'origine micro-traumatique concerne essentiellement le nerf de Charles Bell et le nerf sus-scapulaire. Dans les deux cas, le tableau initial est celui d'une scapulalgie postérieure vague avec fatigabilité à l'effort. Il est rare que le patient consulte dès les premiers symptômes. A cette date, l'examen clinique peut être subnormal et la preuve électromyographique de l'atteinte est d'un grand intérêt. En cas de lésion isolée patente du nerf de Charles Bell, l'E.M.G. peut mettre en évidence une atteinte infraclinique du nerf sus-scapulaire, conséquence de l'instabilité de l'omoplate. Ce dépistage précoce n'est pas sans intérêt car il impose l'arrêt immédiat de l'attitude nocive et peut amener à pratiquer une infiltration au niveau de l'échancrure coracoïdienne ou du ligament spino-glénoïdien.

# Épaules douloureuses et instables

Elles peuvent être constatées après une luxation de l'épaule ou dans les suites d'un traumatisme direct ou indirect ayant entraîné un accident d'instabilité spontanément réduit et souvent méconnu en tant que tel. Elles existent aussi en dehors de tout traumatisme véritable au cours d'activités sportives sollicitant l'épaule avec violence dans des amplitudes extrêmes. C'est le cas, en particulier, du lancer du javelot, du tennis, du handball, du volley-ball. Dans ces différents sports, on retrouve un même geste : une rétropulsion et une rotation externe forcée de l'épaule lors de la préparation du geste et une projection brutale de la tête humérale vers l'avant à la fin du geste.

## Le tableau clinique

La douleur apparaît brutalement au cours du geste sportif le plus souvent. Elle est généralement intense et persiste pendant une durée variable de quelques minutes à quelques jours. La gêne fonctionnelle qui en résulte est plus ou moins marquée. Elle varie avec l'intensité des douleurs.

Au cours de l'accident initial ou plus tardivement, certains symptômes très évocateurs de cette pathologie peuvent apparaître : une sensation de ressaut, une impression de bras mort, un blocage passager. Parfois, le patient se plaint d'une simple fatigabilité du bras.

L'évolution est faite de crises articulaires de durée variable, souvent identiques à l'épisode initial. Dans certains cas, les douleurs et la gêne fonctionnelle s'aggravent progressivement, de façon parallèle à l'activité sportive. Un fond douloureux permanent peut s'installer, entrecoupé de crises plus aiguës, déclenchées par le geste nocif.

En dehors des crises articulaires et mises à part les manœuvres spécifiques d'instabilité, les données de l'examen clinique se caractérisent par leur normalité. L'amplitude des mouvements est conservée et seule l'épreuve « main dans le dos » peut être limitée par des douleurs. L'étude des contractions résistées est normale. La palpation ne met en évidence qu'une douleur de la face antérieure de l'articulation gléno-humérale.

La recherche des signes d'instabilité de l'épaule est donc fondamentale pour évoquer le diagnostic. Elle comporte deux manœuvres essentielles :

• **le test de rétropulsion et rotation externe forcée :** on demande au patient debout ou couché, de placer son bras en position d'armer maximum. D'une main, on tire sur le poignet de façon à augmenter l'amplitude du mouvement et de l'autre, on pousse la tête humérale vers l'avant ;

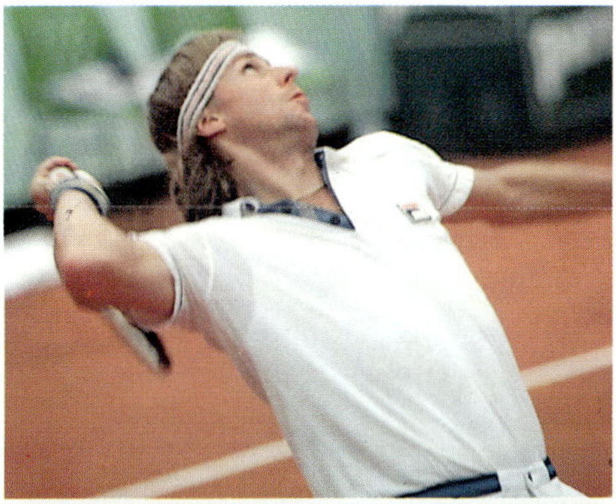

*L'armer du bras, geste préparatoire du service, sollicite le complexe articulaire de l'épaule dans des amplitudes extrêmes.*

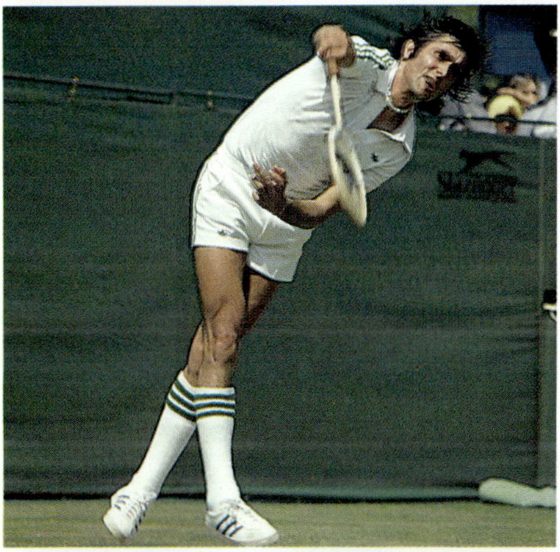

*Après la frappe de la balle, le service se termine par une projection brutale de la tête humérale vers l'avant.*

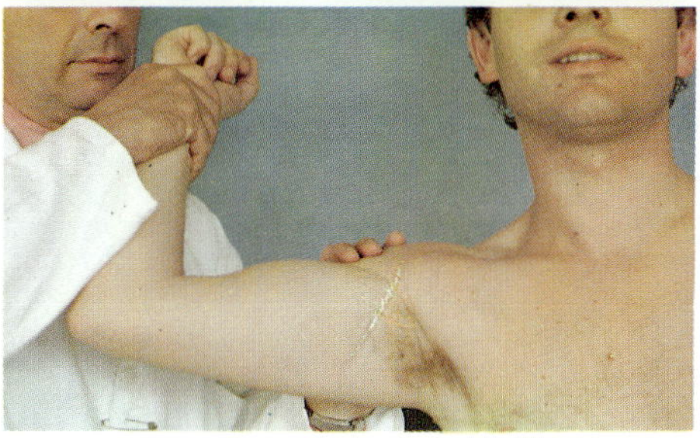

*Le test en rétropulsion horizontale et rotation externe. En cas d'instabilité de l'épaule, il déclenche une réaction d'appréhension du patient.*

• **la mobilité antéro-postérieure de la tête humérale** par rapport à la glène : sur le sujet penché en avant ou assis, on mobilise la tête humérale d'avant en arrière et d'arrière en avant et on compare la mobilité avec le côté opposé. Au cours de cette manœuvre, un ressaut est parfois perçu.

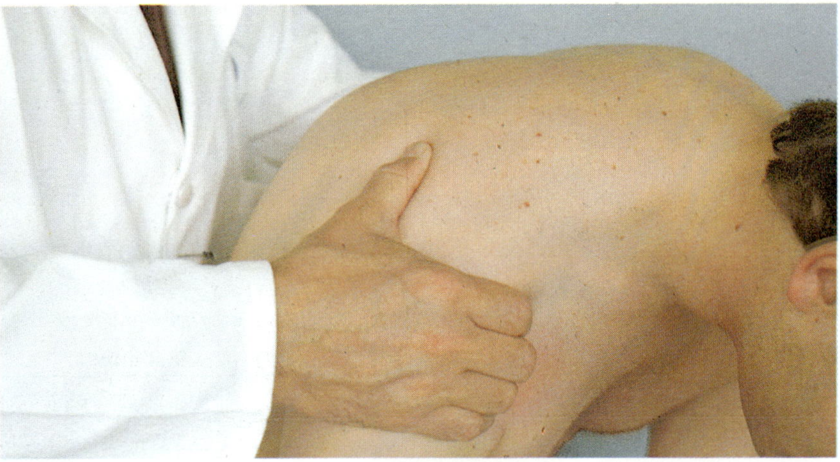

*Étude de la mobilité de la tête humérale : le sujet est penché en avant, bras décontractés. L'examinateur empaume la tête humérale et la mobilise par rapport à la glène. Le test est toujours comparatif.*

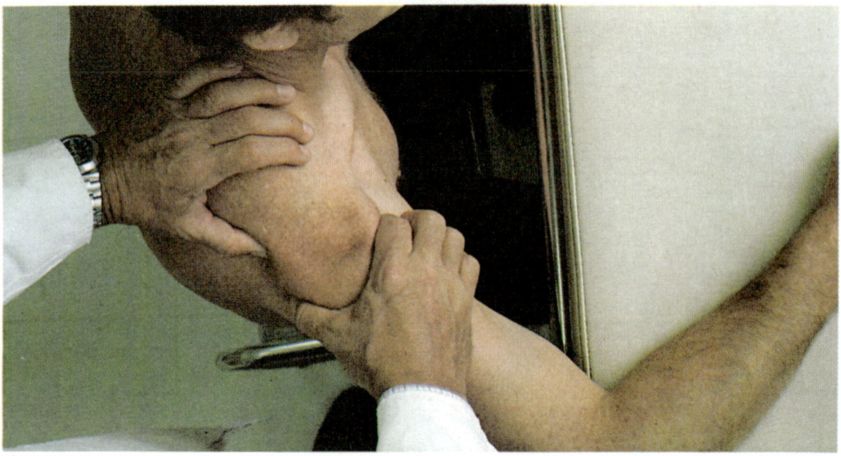

*Étude de la mobilité de la tête humérale : l'avant-bras du patient repose sur la table d'examen. L'examinateur mobilise la tête humérale d'avant en arrière et d'arrière en avant après avoir pris soin d'immobiliser la ceinture scapulaire.*

## Le bilan radiographique

Bien codifié par J. Bernageau, il comporte systématiquement des clichés comparatifs de face sous diverses rotations et un profil glénoïdien.

**Sur le cliché de face,** on peut constater une encoche du pôle supérieur de la tête humérale, plus ou moins importante, surtout visible sur les clichés en rotation interne ; une modification du rebord glénoïdien antérieur dans sa partie inférieure ; une fracture parcellaire, du pôle inférieur de la glène.

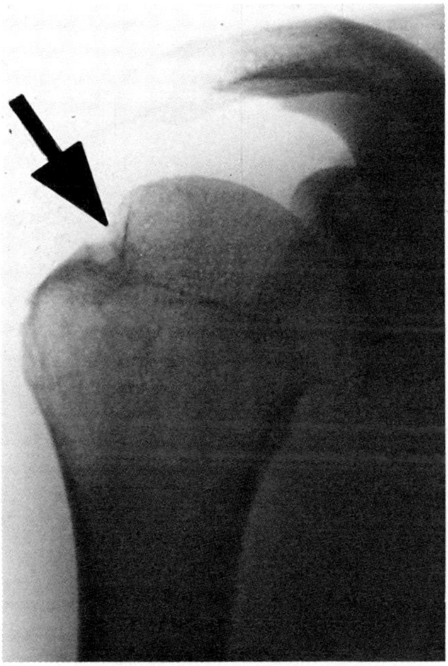

*Sur le cliché de face : présence d'une petite encoche, témoin de l'instabilité de l'épaule.*

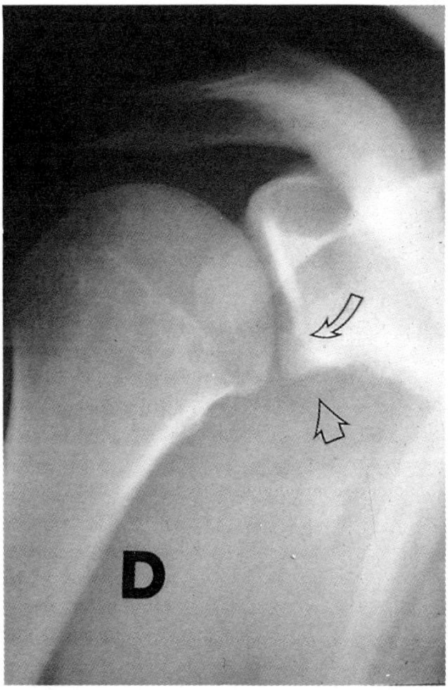


*Cliché de face de l'épaule montrant une lésion de la partie inférieure du rebord glénoïdien et une petite fracture du pôle inférieur de la glène.*

**Sur le profil glénoïdien,** on peut mettre en évidence une érosion ou une véritable fracture du rebord antérieur et, plus rarement, un arrachement ou une hypertrophie du rebord postérieur.

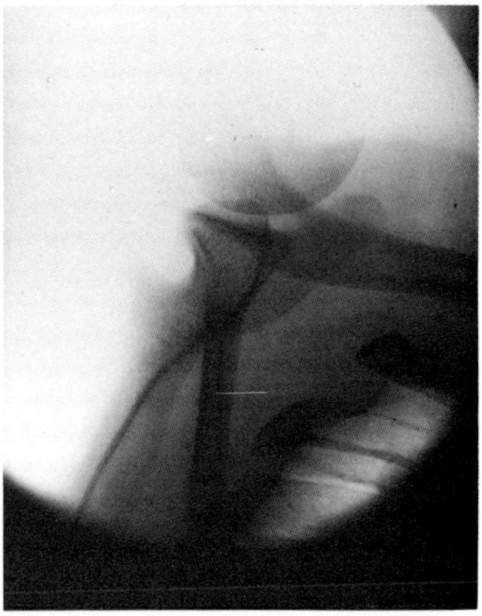

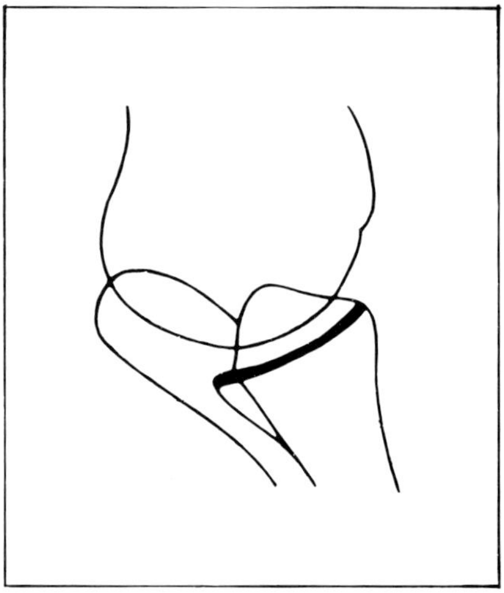

*Radiographie de l'épaule en profil glénoïdien. Aspect normal du rebord antérieur et inférieur.*

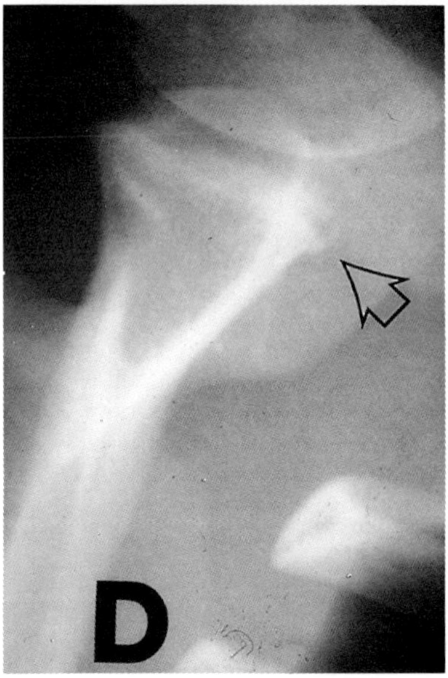


*Petite érosion du rebord glénoïdien bien visible sur l'incidence de Bernageau.*

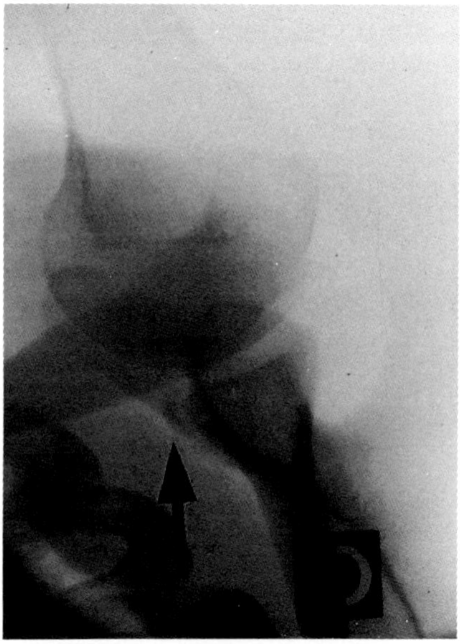

*Petite fracture non déplacée du rebord glénoïdien antérieur et inférieur.*

*Une arthrographie* de l'épaule complète le bilan dans les cas où la clinique est évocatrice et les clichés standard normaux. Elle comporte des clichés de face et des tomographies du profil glénoïdien. Sur les clichés de face, on met en évidence un agrandissement de la chambre antérieure (ou postérieure). Sur les tomographies, on peut constater une lésion du bourrelet : désinsertion, présence d'une languette flottante ou une absence de bourrelet.

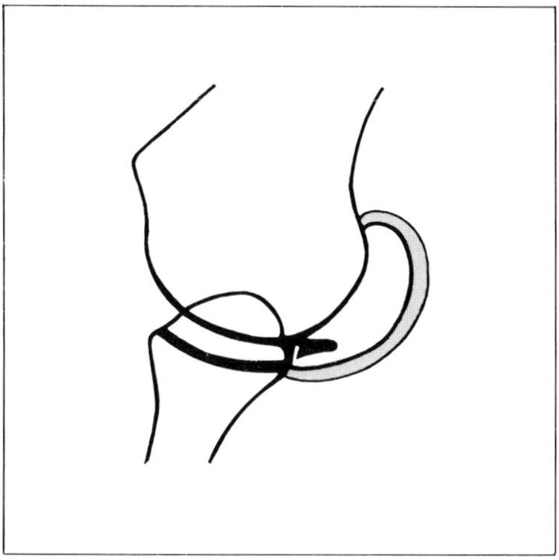

*Schéma d'un arthrogramme en profil glénoïdien montrant une désinsertion du bourrelet glénoïdien en l'absence de toute lésion osseuse.*

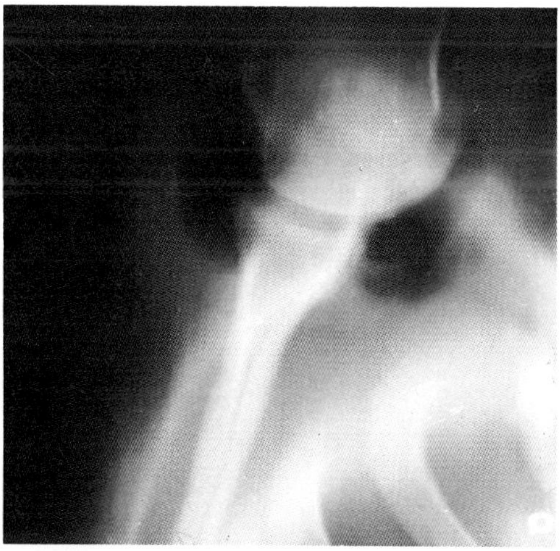

*Arthrogramme de l'épaule mettant en évidence une désinsertion du bourrelet qui flotte dans la chambre antérieure.*

*L'arthroscanner* permet une étude précise des lésions isolées du bourrelet.

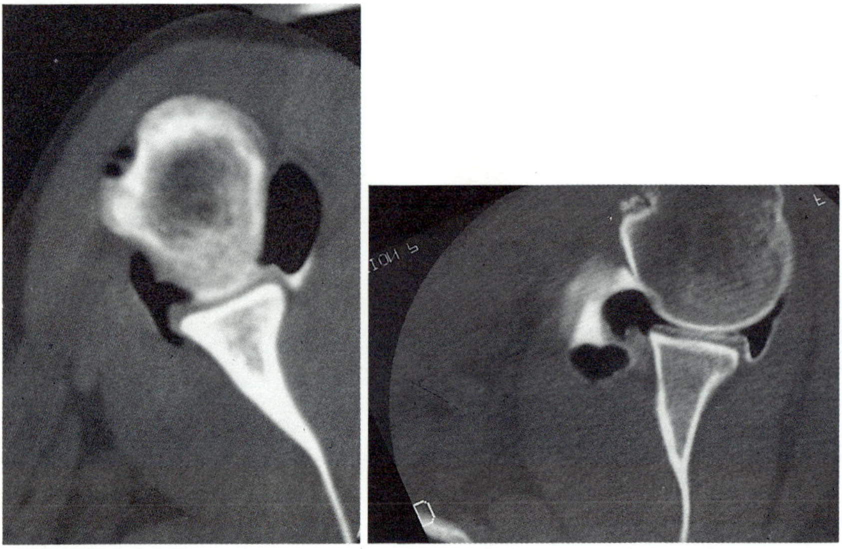

*Arthroscanners de l'épaule :*
*a) aspect normal du bourrelet ;*
*b) désinsertion du bourrelet antérieur.*

## Le traitement

Il est fonction de l'importance des douleurs et du degré de gêne fonctionnelle.

- La prévention peut être assurée, en théorie, par les modifications du geste mais cette mesure est difficile à appliquer car elle entraîne une diminution des performances sportives.
- Le traitement des crises comporte la prescription du repos pendant un temps suffisant. Les anti-inflammatoires non stéroïdiens par voie générale sont efficaces.

Le recours à des infiltrations locales est parfois nécessaire.

- En dehors des crises, le renforcement de la sangle musculaire antérieure et des muscles de la coiffe et la reprogrammation neuro-motrice de l'épaule permettent dans certains cas, d'améliorer la stabilité de l'articulation.

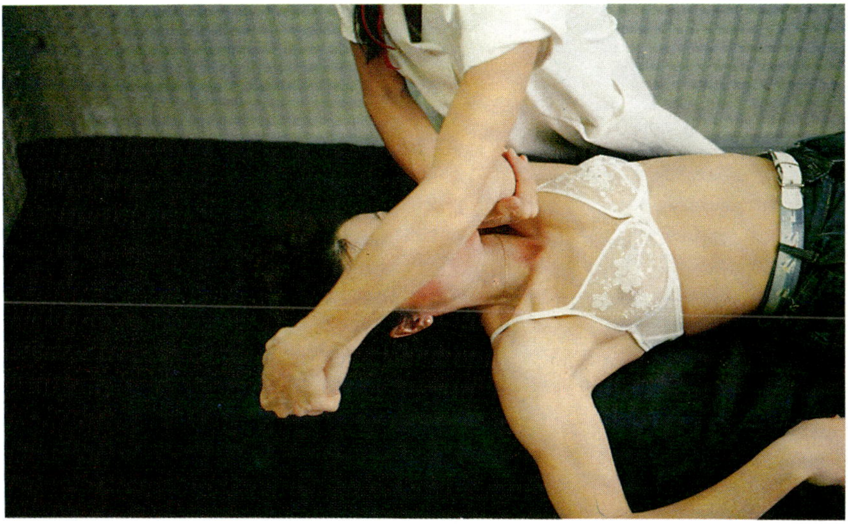

*Renforcement des muscles de la sangle antérieure de l'épaule contre résistance manuelle.*

En cas de gêne fonctionnelle trop marquée, un traitement chirurgical s'impose. Les lésions du bourrelet et du rebord glénoïdien doivent être traitées comme une luxation récidivante de l'épaule. Chez les sportifs, la butée préglénoïdienne paraît être une meilleure technique que la capsuloraphie.

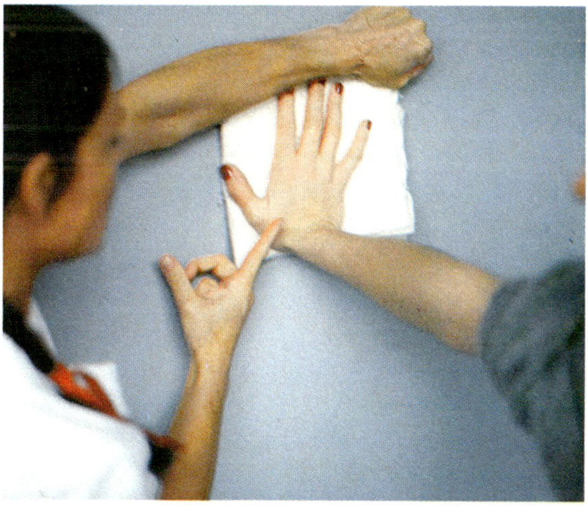

*Début de reprogrammation neuro-motrice de l'épaule par des exercices sur plan stable sollicitant la stabilité de l'articulation dans différentes positions.*

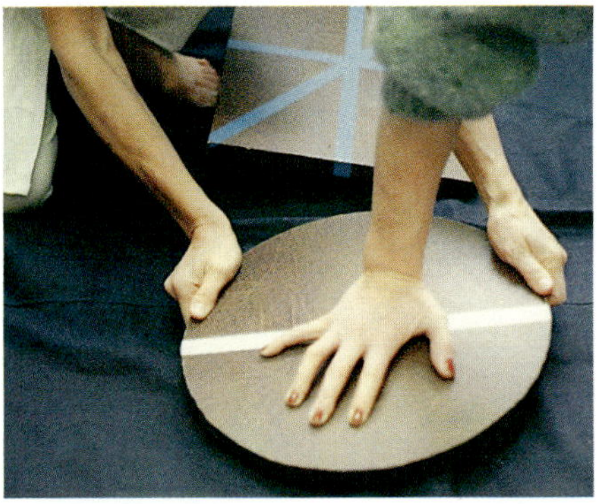

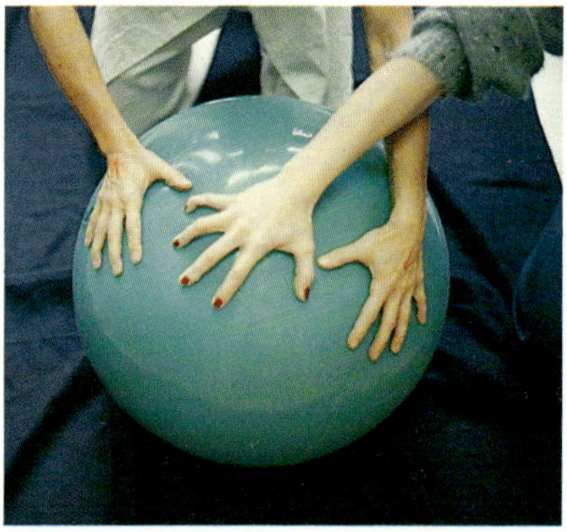

*Reprogrammation du contrôle proprioceptif de l'épaule par des exercices sur plans instables :*
*a) plateau de Freeman* *b) ballon de rééducation*

# La pathologie du défilé sous-acromial

Individualisée par Neer sous le nom d'« impingement shoulder », elle est liée à un conflit mécanique entre les tendons du sus-épineux et/ou du long biceps et la voûte acromiale formée par l'acromion et le ligament acromio-coracoïdien.

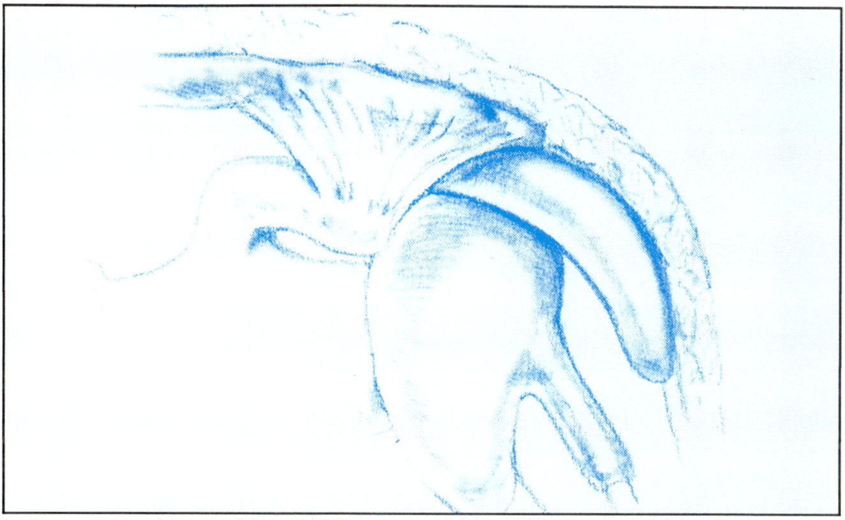

*Le ligament acromio-coracoïdien est l'élément essentiel du conflit sous-acromial dans les mouvements d'élévation du bras en rotation interne.*

Les tendons du sus-épineux et du long biceps entrent en conflit avec la voûte acromiale, notamment avec le ligament acromio-coracoïdien, lors des gestes effectués au-dessus de l'horizontale. Ceci explique que l'on trouve cette pathologie, surtout dans les lancers, les sports de raquette, la natation (crawl, papillon) et certains sports collectifs (volley-ball, handball, water-polo).

Progressivement, à l'inflammation des tendons, s'associe une atteinte de la bourse acromio-deltoïdienne. Ultérieurement, des signes d'altération de la coiffe des rotateurs et une atteinte de l'articulation acromio-claviculaire complètent le tableau.

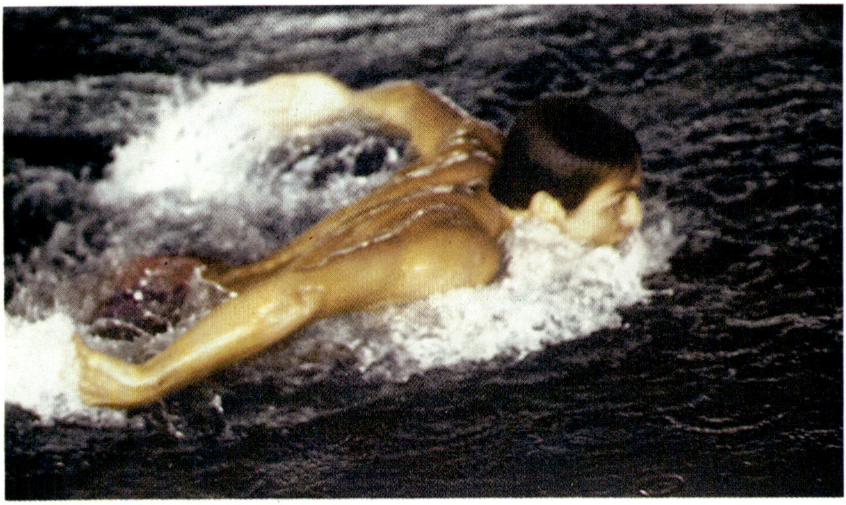

*La brasse papillon favorise le développement d'un syndrome sous-acromial chez les nageurs suivant un entraînement intensif.*

## Les stades évolutifs

Suivant l'importance des douleurs et de la gêne fonctionnelle, la diminution de la force musculaire, la limitation des amplitudes articulaires, on distingue trois stades évolutifs :

**Le stade I** est surtout rencontré avant 25 ans. Il est caractérisé par des douleurs, plus ou moins aiguës, apparaissant après la pratique sportive le plus souvent. Dans certains cas, la douleur est contemporaine de l'activité sportive et elle altère les performances de l'athlète. Le tendon du sus-épineux est généralement atteint en premier. Lors de l'examen clinique, on retrouve des signes classiques de tendinite : arc douloureux au cours de l'élévation latérale, douleur lors de l'abduction contrariée, sensibilité à la palpation du tendon au niveau de son insertion trochitérienne. En dehors de ces signes, deux manœuvres réveillent une douleur aiguë et font évoquer le diagnostic de conflit du tendon avec la voûte acromiale : l'élévation antérieure forcée effectuée sur le patient couché sur le dos et la rotation interne forcée de l'épaule, le bras en élévation antérieure à 90°. La confirmation du diagnostic peut être obtenue en infiltrant le ligament acromio-coracoïdien avec quelques millilitres d'anesthésique local : les manœuvres spécifiques deviennent totalement indolores. Ce test diagnostique assure parfois une amélioration durable des symptômes.

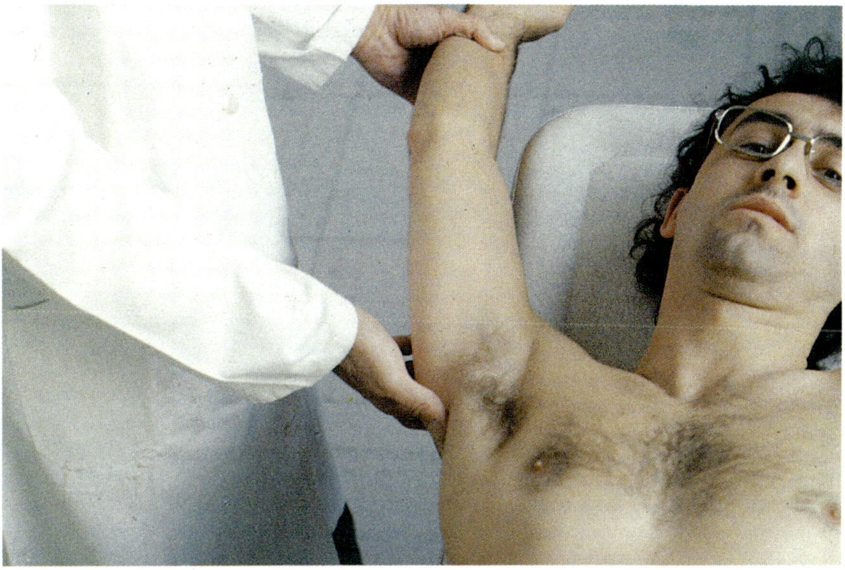

*Le mouvement forcé d'élévation déclenche une douleur de l'épaule dans la pathologie du défilé sous-acromial. Le test est encore plus positif en position couchée que debout.*

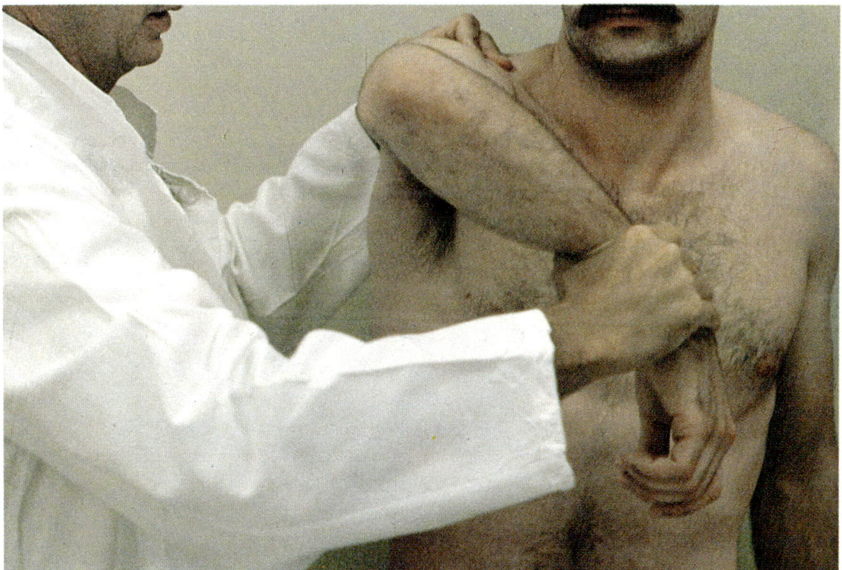

*Test de Hawkins : lorsque le bras est en élévation antérieure à 90°, la rotation interne forcée de l'épaule déclenche une douleur.*

Lorsque le tendon de la longue portion du biceps est concerné, on franchit un degré de gravité supplémentaire. A l'examen, on retrouve un arc douloureux dans les mouvements d'élévation et, parfois, une légère limitation de la rotation interne. L'étude des mouvements contrariés retrouve les particularités classiques de la tendinite du biceps. Le test de Gilchrist (élévation antérieure du bras à 90°, la main en supination, avec opposition au niveau de l'avant-bras) est le plus évocateur. Le tendon du long biceps, palpé au niveau de la coulisse, le bras en rotation externe et le coude en flexion à 90°, est le siège d'une sensibilité marquée.

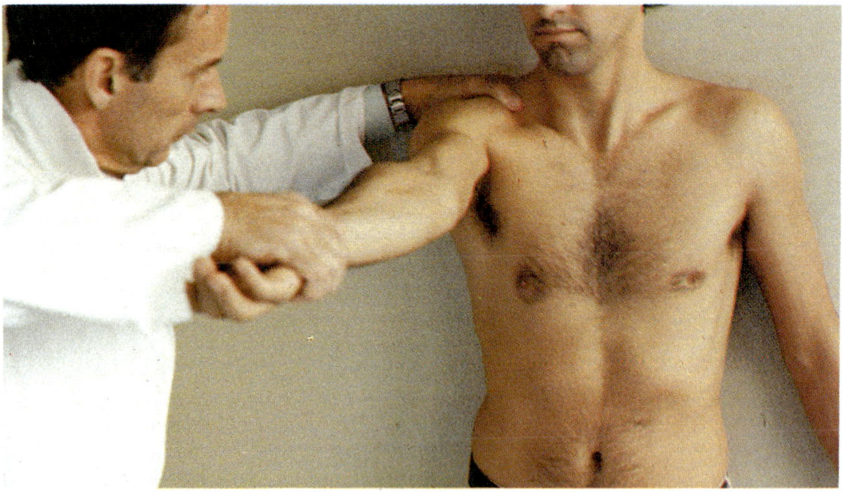

*Le test de Gilchrist est surtout positif dans les atteintes du long biceps mais il n'est pas pathognomonique de cette lésion.*

**Le stade II** est fréquemment rencontré entre 25 et 40 ans. Une atteinte de la bourse séreuse sous-acromio-deltoïdienne s'associe à celle du sus-épineux et du biceps.

Le geste entraînant le conflit est très douloureux à effectuer et, dans certains cas, le sportif est dans l'impossibilité de le faire. Une recrudescence nocturne des algies est souvent rencontrée, notamment si le patient veut dormir sur le côté douloureux.

Lors de l'examen clinique, aux signes existant au stade I, s'associent fréquemment une douleur vive à l'abaissement du bras à partir de l'horizontale, une limitation de la mobilité de l'épaule et une sensibilité à la palpation de l'acromio-claviculaire.

Les deux manœuvres spécifiques sont très douloureuses.

**Le stade III** est l'apanage des sportifs de plus de 40 ans. Le patient rapporte un long passé douloureux de « tendinites » récidivantes, souvent peu améliorées par les différents traitements.

L'intensité des algies est variable. Elles peuvent être discrètes, mais elles sont souvent importantes, invalidantes, interdisant toute activité sportive et entraînant une gêne dans les gestes de la vie quotidienne. Elles sont généralement calmées par le repos, mais des paroxysmes nocturnes sont possibles.

Lors de l'examen, on observe des signes d'altération de la coiffe des rotateurs. Le sus- et le sous-épineux sont atrophiés. Les mouvements d'élévation et de rotation externe sont plus ou moins limités en actif. Le rythme scapulo-huméral est perturbé. Le freinage à la descente du bras est difficile à partir de 100°. En passif, toutefois, la mobilité est normale. L'étude des contractions résistées montre un déficit de l'abduction et de la rotation externe.

L'articulation acromio-claviculaire est également atteinte. Les épreuves de « main dans le dos » et de « bras devant la poitrine » sont douloureuses et parfois limitées. La palpation de l'articulation est toujours douloureuse.

Le bilan radiographique est généralement normal aux stades I et II. Au stade III, on constate un remaniement du trochiter et de la face inférieure de l'acromion. L'acromio-claviculaire est le siège de lésions arthrosiques : pincement de l'interligne, géodes, ostéophytose.

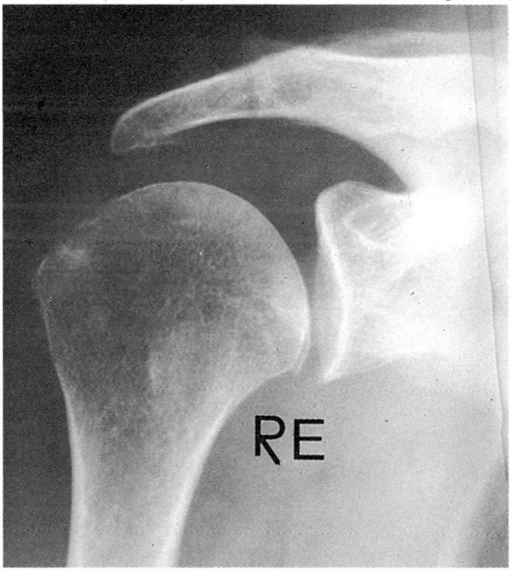


*Remaniement de la facette supérieure du trochiter et de la face inférieure de l'acromion (Impingement shoulder stade III).*

## Traitement

Il varie selon les stades évolutifs et doit être bien adapté à chacun d'eux.

**Au stade I,** les symptômes sont réversibles le plus souvent et notamment lorsqu'ils se limitent à une tendinite du sus-épineux. Le repos est indispensable. Supprimant le geste nocif, il représente l'élément essentiel de la thérapeutique. On peut lui associer un traitement physiothérapique et des anti-inflammatoires par voie générale.

Après amélioration des symptômes, la prévention des récidives et l'entraînement constituent la base de la thérapeutique. L'échauffement musculaire et articulaire doit être suffisamment prolongé. Le travail statique des muscles de la ceinture scapulaire est bénéfique. Le glaçage de l'articulation est réalisé après l'activité sportive. L'application d'ultrasons et de massages transverses profonds au niveau des tendons, l'utilisation des stimulations nerveuses transcutanées sont parfois conseillées.

La résection chirurgicale du ligament acromio-claviculaiure est exceptionnelle à ce stade. Elle ne doit être envisagée que si l'arrêt prolongé du sport et un traitement médical bien conduit n'ont pas permis d'obtenir de diminution des douleurs et de la gêne fonctionnelle.

**Au stade II,** le repos prolongé demeure indispensable. Les traitements locaux et généraux sont longtemps poursuivis. Des infiltrations locales de la bourse séreuse sous-acromio-deltoïdienne, effectuées par voie latérale externe, complètent ces traitements. L'entretien des amplitudes articulaires de l'épaule est assuré par des séances de rééducation.

En cas d'échec, et si la gêne fonctionnelle est importante, le traitement chirurgical est indiqué. Il associe parfois une acromioplastie antérieure et inférieure à la résection du ligament acromio-coracoïdien.

**Au stade III,** il faut essayer par un traitement conservateur bien adapté, d'atténuer les douleurs et de conserver les amplitudes articulaires et la force musculaire. Si ce traitement échoue, une intervention chirurgicale peut être envisagée. Elle associe une acromioplastie et une réparation des lésions de la coiffe le plus souvent. L'intervention est suivie d'une rééducation soigneusement guidée.

# Atteintes neurologiques microtraumatiques

Elles sont observées au cours de sports entraînant des mouvements forcés de l'épaule associés à des mouvements d'hyperextension et de rotation du cou. C'est le cas notamment du tennis et des autres sports de raquette ainsi que des lancers, du volley-ball, etc.

Deux troncs nerveux sont concernés : le nerf du grand dentelé et le nerf sus-scapulaire.

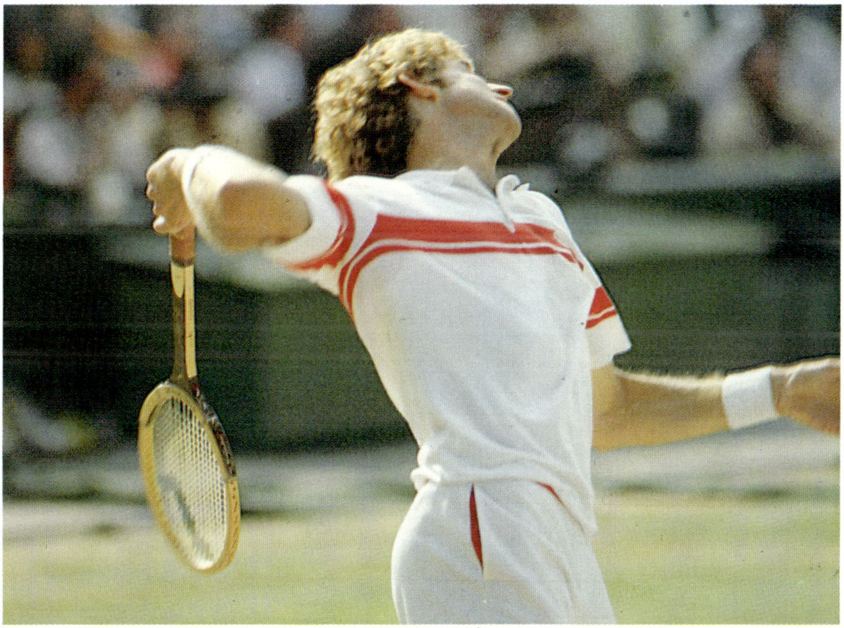

*Les mouvements répétitifs d'inclinaison et de rotation du cou du côté opposé du bras dominant peuvent entraîner des lésions neurologiques tronculaires au cours de la pratique de certains sports.*

## L'atteinte du nerf du grand dentelé

Elle est due à l'étirement répétitif du nerf.
Des douleurs constituent la manifestation inaugurale la plus fréquente.
Elles sont généralement localisées à la partie postérieure de l'épaule.
Elles peuvent présenter des recrudescenses nocturnes.

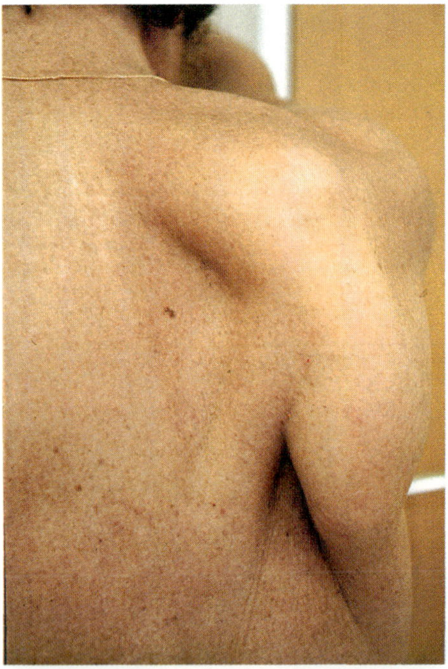

a

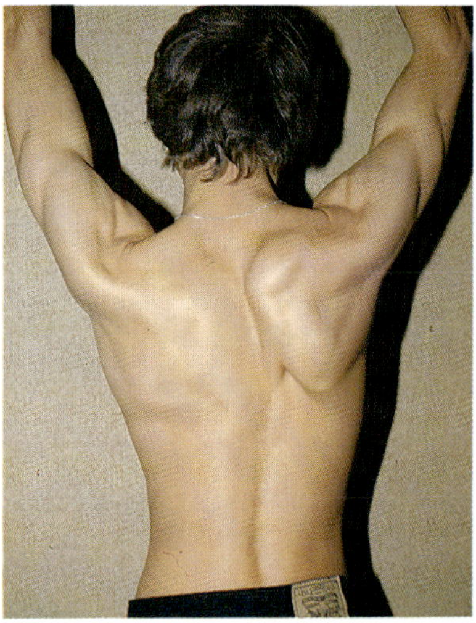

b

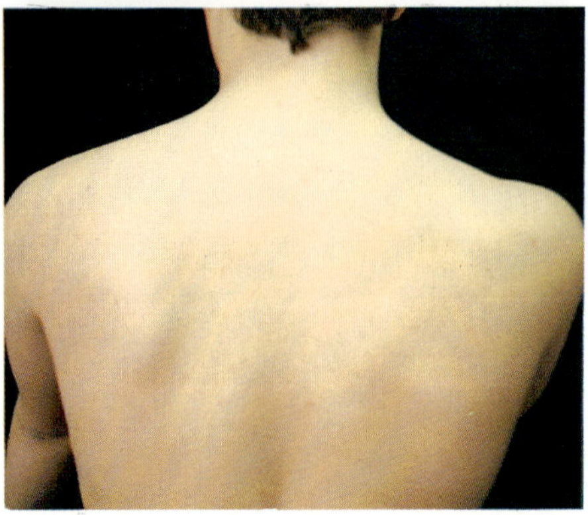

c

*L'atteinte du grand dentelé peut revêtir des aspects très différents suivant l'importance de la paralysie.*

*a) Atteinte sévère entraînant un décollement important de l'omopate et une limitation des mouvements d'élévation.*

*b) Atteinte moyenne se traduisant par un décollement modéré de l'omoplate sans retentissement sur les possibilités fonctionnelles.*

*c) Atteinte minime n'apparaissant qu'à la répétition des mouvements d'élévation.*

Dans certains cas, c'est une gêne fonctionnelle qui conduit le sportif à consulter. Elle est plus ou moins importante et se manifeste surtout lors des mouvements d'élévation antérieure et latérale.

La déformation caractéristique de cette atteinte, le décollement du bord spinal de l'omoplate est apparente plus tardivement et, dans les formes frustes, elle n'apparaît qu'à la fatigue.

Le reste de l'examen clinique est normal, en particulier le bilan neurologique du membre supérieur.

L'électromyogramme permet de confirmer l'atteinte neurogène périphérique et de suivre l'évolution de la paralysie.
La reprise de l'activité sportive n'est autorisée qu'après récupération de la force musculaire par une rééducation analytique bien contrôlée.
Une reprogrammation du geste sportif est souhaitable avant la reprise du sport qui n'intervient que dans les délais prolongés : 6, 9 ou même 12 mois.

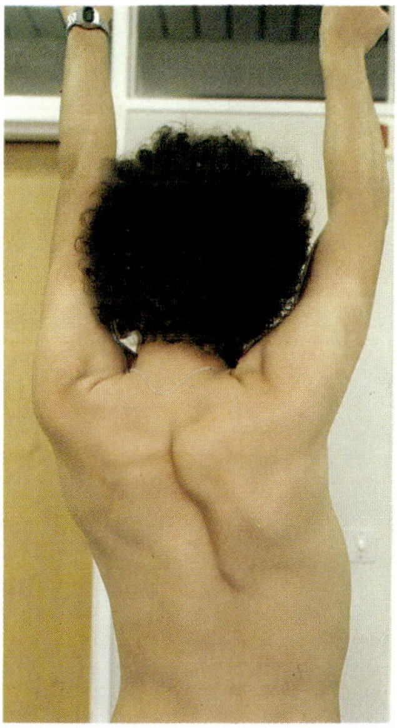

**a**

*La récupération de la force musculaire est longue à se dessiner dans les paralysies du grand dentelé. L'évolution dure en moyenne 1 an.*
*a) l'aspect initial,*
*b) l'aspect 1 an après.*

**b**

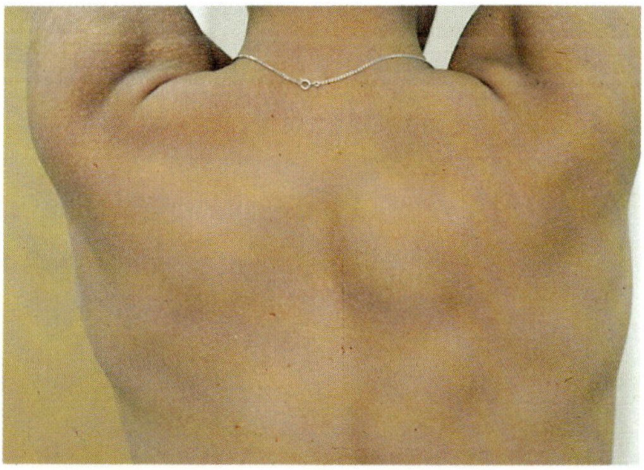

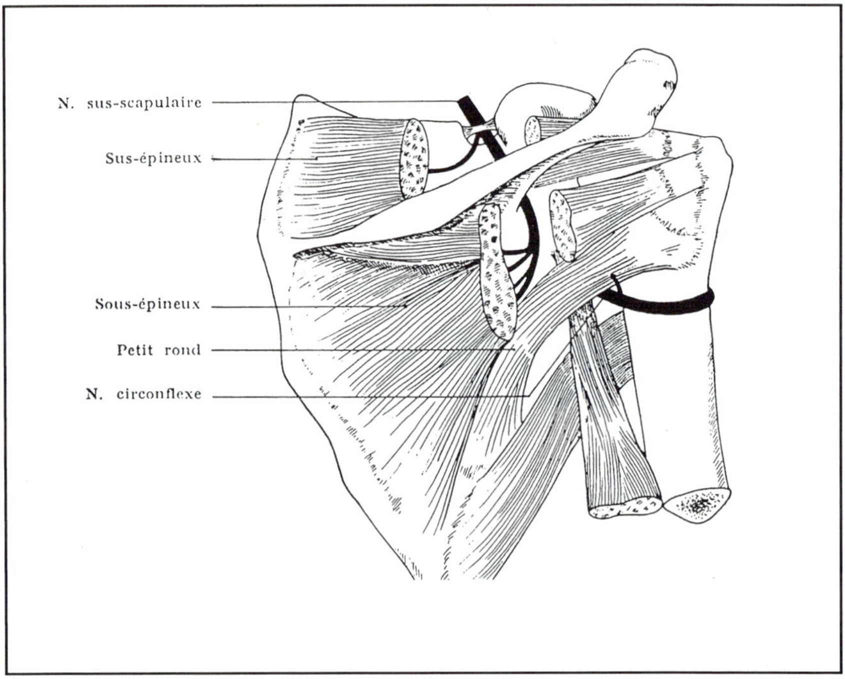


*Le nerf sus-scapulaire qui innerve le sus-épineux et le sous-épineux traverse deux « portes étroites » : l'échancrure coracoïdienne et le bord externe de l'épine de l'omoplate.*

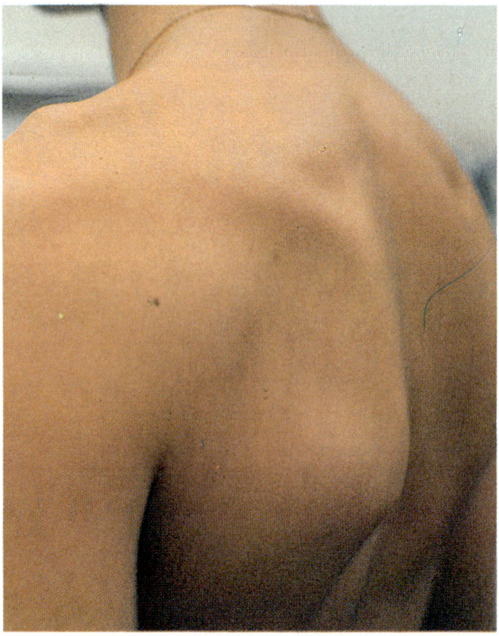

*L'atteinte du nerf sus-scapulaire peut revêtir 2 formes :*
*a) atteinte des muscles sus- et sous-épineux.*

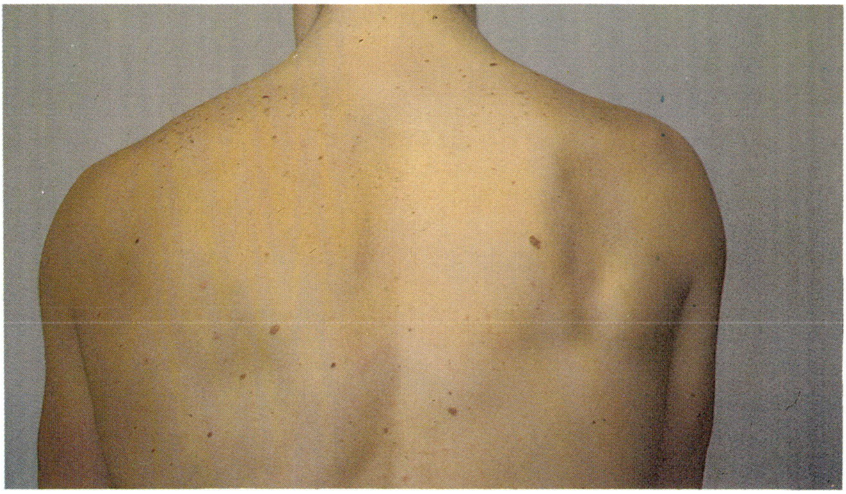

*b) atteinte isolée du sous-épineux. Les chances de récupération sont incertaines dans les 2 formes.*

## L'atteinte du nerf sus-scapulaire

C'est une pathologie d'étirement plus que de compression au niveau des deux défilés ostéo-ligamentaires que ce nerf traverse : l'échancrure coracoïdienne et le bord externe de l'épine de l'omoplate.

L'atteinte des muscles sus- et sous-épineux se manifeste par des douleurs lors de l'échauffement. La gêne fonctionnelle est peu marquée. Les signes d'examen sont discrets : déficit modéré de l'abduction et de la rotation externe, douleur postérieure à l'adduction horizontale et amyotrophie des fosses sus- et sous-épineuses.

L'atteinte isolée du sous-épineux donne un symptomatologie encore plus discrète : des douleurs à l'échauffement, une amyotrophie de la fosse sous-épineuse et un déficit de la rotation externe.

L'examen électrique précise la localisation et l'importance de l'atteinte neurologique.

Le traitement comporte l'arrêt du geste sportif comme première mesure indispensable. Dès l'apparition de signes de réinnervation, la rééducation analytique est entreprise. La reprise du sport n'est autorisée qu'après récupération. Le délai habituel varie entre 2 et 6 mois.

Certains auteurs conseillent deux ou trois infiltrations locales de corticoïdes au niveau de l'échancrure coracoïdienne, voire une neurolyse chirurgicale. Ces deux traitements sont sujets à caution.

# L'arthropathie acromio-claviculaire

L'articulation acromio-claviculaire est sollicitée dans tous les mouvements d'antépulsion et de circumduction de l'épaule. L'arthropathie acromio-claviculaire se rencontre dans certains sports : volley-ball, handball, water-polo et dans les sports de raquette, tennis, golf, etc. Elle concerne le côté dominant et touche essentiellement des sportifs suivant un entraînement intensif.

## Évaluation clinique

### Motifs de consultation

**Le début** peut être brutal à la suite d'un effort intense, une séance de musculation, par exemple. Le plus souvent, il est progressif et la douleur apparaît au cours de l'activité sportive, mais sans que celle-ci soit nécessairement interrompue, ou après celle-ci. L'intensité de la douleur initiale est variable. En général, elle est importante dans les formes à début brutal et modérée dans les formes à début progressif. La douleur est parfois localisée au niveau de l'articulation acromio-claviculaire. Dans d'autres cas, elle est plus diffuse, prenant l'allure trompeuse d'une cervico-trapézalgie.

**En quelques semaines,** en l'absence de repos, les douleurs augmentent. Elles tendent à devenir permanentes, tout en présentant des paroxysmes, au cours ou à l'issue des activités sportives. Certains gestes sportifs deviennent difficiles à effectuer : smash, service, contre, etc. Le décubitus latéral sur l'épaule atteinte peut devenir douloureux.

### Données de l'examen

L'amplitude des mouvements de l'épaule est normale le plus souvent, mais au cours de cette phase de l'examen, on note le réveil de douleurs au cours de trois mouvements : l'élévation antérieure, la rétropulsion associée à la rotation interne (main dans le dos), l'adduction horizontale. Parfois, l'un ou l'autre de ces mouvements est légèrement limité ; dans d'autres cas, les trois le sont.

L'étude des contractions isométriques est en règle indolore, mais, dans quelques cas, l'adduction résistée est douloureuse.

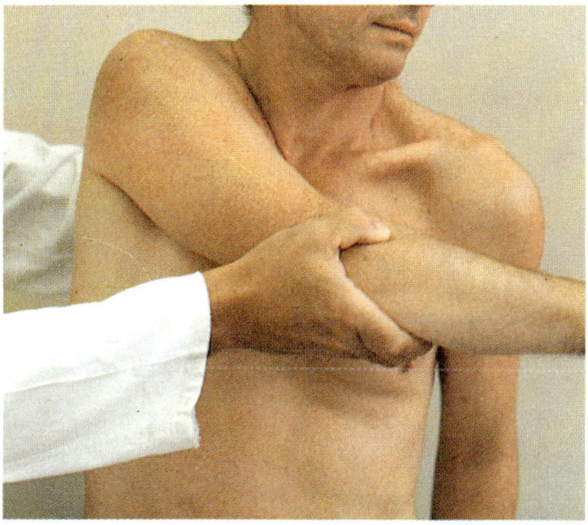

*L'adduction horizontale du bras est toujours douloureuse et souvent limitée dans l'arthropathie acromio-claviculaire.*

A la palpation, la douleur est localisée au niveau de l'articulation acromio-claviculaire. Parfois, l'interligne sterno-claviculaire est également douloureux au palper. Le trapèze supérieur peut apparaître contracturé et douloureux.

## Bilan radiographique

Sur les radiographies de face de l'articulation — et plus encore sur les tomographies — on met en évidence le signe radiographique pathognomonique de l'affection ; la présence de petites géodes, en nombre variable, siégeant presque exclusivement sur le versant claviculaire de l'articulation. Ces géodes sont parfois ouvertes dans l'interligne articulaire.

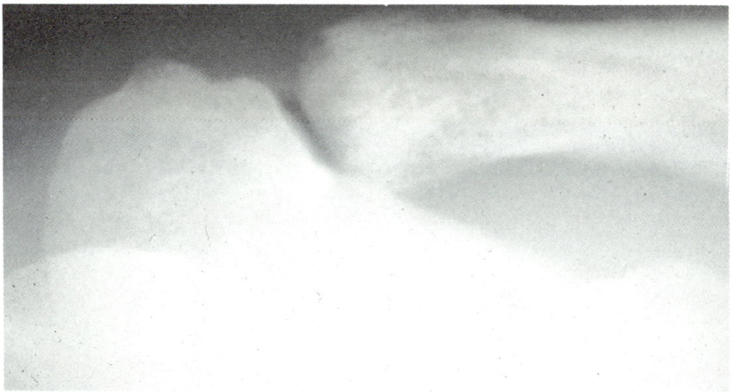

*La radiographie de face de l'acromio-claviculaire montre la présence de géodes siégeant du côté de la clavicule.*

a

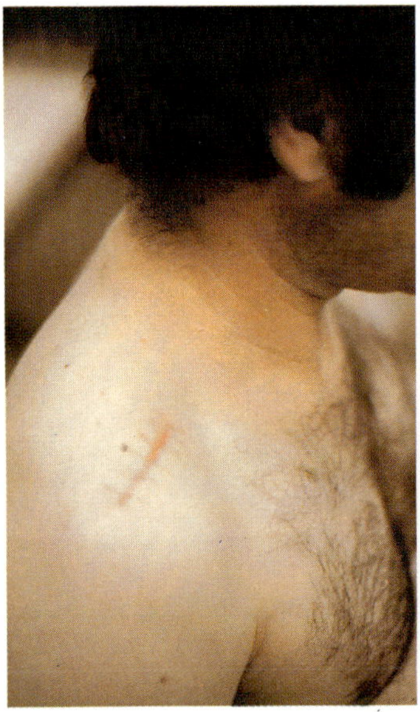

En cas d'échec du traitement médical, la résection par une toute petite voie d'abord
a) d'environ 1 cm de la clavicule
b) assure la guérison.

b

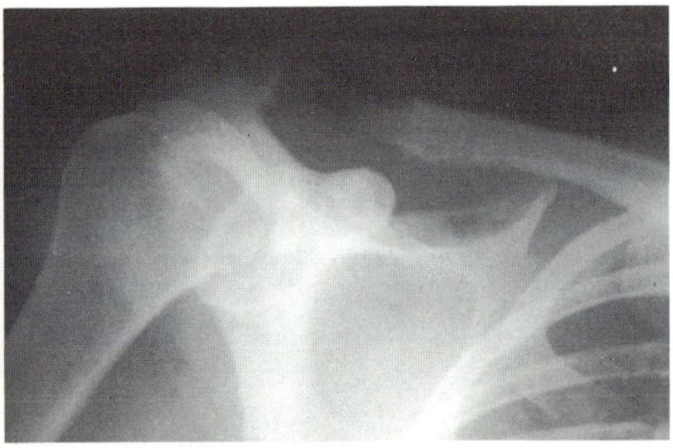

On peut suivre leur évolution sur des clichés successifs. La normalisation de l'aspect radiographique se fait au bout de plusieurs mois. Parfois, à l'aspect multigéodique de la phase douloureuse, succède un aspect d'ostéosclérose (notamment du bord externe de la clavicule).

## Traitement

Il comporte une mesure primordiale : **le repos** pendant une période de un à trois mois, en général. Le repos permet d'observer une nette diminution de la symptomatologie douloureuse mais n'assure pas toujours une complète indolence. **Les anti-inflammatoires** soulagent fréquemment les patients. **Les infiltrations intra-articulaires** permettent de réduire la phase hyperalgique, mais ne diminuent pas toujours la longueur d'évolution de l'affection.

**Le traitement chirurgical** consiste à réséquer la partie tout externe de la clavicule, en dehors des ligaments trapézoïde et conoïde. Il permet une guérison rapide.